**Kohlhammer**

**Unsere Autoren**

**Dr. Burkhard Peter** ist psychologischer Psychotherapeut mit eigener Praxis in München.

**Prof. Dr. Dirk Revenstorf** ist psychologischer Psychotherapeut mit eigener Praxis in Tübingen. Beide Autoren, ehem. Vorsitzende der Milton Erickson Gesellschaft für Klinische Hypnose, sind Leiter von Regionalstellen der M.E.G.

Burkhard Peter
Dirk Revenstorf

# Hypnotherapie

Verlag W. Kohlhammer

Dieses Werk einschließlich aller seiner Teile ist urheberrechtlich geschützt. Jede Verwendung außerhalb der engen Grenzen des Urheberrechts ist ohne Zustimmung des Verlags unzulässig und strafbar. Das gilt insbesondere für Vervielfältigungen, Übersetzungen, Mikroverfilmungen und für die Einspeicherung und Verarbeitung in elektronischen Systemen.

Pharmakologische Daten, d. h. u. a. Angaben von Medikamenten, ihren Dosierungen und Applikationen, verändern sich fortlaufend durch klinische Erfahrung, pharmakologische Forschung und Änderung von Produktionsverfahren. Verlag und Autoren haben große Sorgfalt darauf gelegt, dass alle in diesem Buch gemachten Angaben dem derzeitigen Wissensstand entsprechen. Da jedoch die Medizin als Wissenschaft ständig im Fluss ist, da menschliche Irrtümer und Druckfehler nie völlig auszuschließen sind, können Verlag und Autoren hierfür jedoch keine Gewähr und Haftung übernehmen. Jeder Benutzer ist daher dringend angehalten, die gemachten Angaben, insbesondere in Hinsicht auf Arzneimittelnamen, enthaltene Wirkstoffe, spezifische Anwendungsbereiche und Dosierungen anhand des Medikamentenbeipackzettels und der entsprechenden Fachinformationen zu überprüfen und in eigener Verantwortung im Bereich der Patientenversorgung zu handeln. Aufgrund der Auswahl häufig angewendeter Arzneimittel besteht kein Anspruch auf Vollständigkeit.

Die Wiedergabe von Warenbezeichnungen, Handelsnamen und sonstigen Kennzeichen in diesem Buch berechtigt nicht zu der Annahme, dass diese von jedermann frei benutzt werden dürfen. Vielmehr kann es sich auch dann um eingetragene Warenzeichen oder sonstige geschützte Kennzeichen handeln, wenn sie nicht eigens als solche gekennzeichnet sind.

Für den Inhalt abgedruckter oder verlinkter Websites ist ausschließlich der jeweilige Betreiber verantwortlich. Die W. Kohlhammer GmbH hat keinen Einfluss auf die verknüpften Seiten und übernimmt hierfür keinerlei Haftung.

1. Auflage 2018

Alle Rechte vorbehalten
© W. Kohlhammer GmbH, Stuttgart
Gesamtherstellung: W. Kohlhammer GmbH, Stuttgart

Print:
ISBN 978-3-17-030866-4

E-Book-Formate:
pdf:     ISBN 978-3-17-030867-1
epub:   ISBN 978-3-17-030868-8
mobi:   ISBN 978-3-17-030869-5

# Geleitwort zur Reihe

Die Psychotherapie hat sich in den letzten Jahrzehnten deutlich gewandelt: In den anerkannten Psychotherapieverfahren wurde das Spektrum an Behandlungsansätzen und -methoden extrem erweitert. Diese Methoden sind weitgehend auch empirisch abgesichert und evidenzbasiert. Dazu gibt es erkennbare Tendenzen der Integration von psychotherapeutischen Ansätzen, die sich manchmal ohnehin nicht immer eindeutig einem spezifischen Verfahren zuordnen lassen.

Konsequenz dieser Veränderungen ist, dass es kaum noch möglich ist, die Theorie eines psychotherapeutischen Verfahrens und deren Umsetzung in einem exklusiven Lehrbuch darzustellen. Vielmehr wird es auch den Bedürfnissen von Praktikern und Personen in Aus- und Weiterbildung entsprechen, sich spezifisch und komprimiert Informationen über bestimmte Ansätze und Fragestellungen in der Psychotherapie zu beschaffen. Diesen Bedürfnissen soll die Buchreihe »Psychotherapie kompakt« entgegenkommen.

Die von uns herausgegebene neue Buchreihe verfolgt den Anspruch, einen systematisch angelegten und gleichermaßen klinisch wie empirisch ausgerichteten Überblick über die manchmal kaum noch überschaubare Vielzahl aktueller psychotherapeutischer Techniken und Methoden zu geben. Die Reihe orientiert sich an den wissenschaftlich fundierten Verfahren, also der Psychodynamischen Psychotherapie, der Verhaltenstherapie, der Humanistischen und der Systemischen Therapie, wobei auch Methoden dargestellt werden, die weniger durch ihre empirische, sondern durch ihre klinische Evidenz Verbreitung gefunden haben. Die einzelnen Bände werden, soweit möglich, einer vorgegeben inneren Struktur folgen, die als zentrale Merkmale die Geschichte und Entwicklung des Ansatzes, die Verbindung zu anderen

Methoden, die empirische und klinische Evidenz, die Kernelemente von Diagnostik und Therapie sowie Fallbeispiele umfasst. Darüber hinaus möchten wir uns mit verfahrensübergreifenden Querschnittsthemen befassen, die u. a. Fragestellungen der Diagnostik, der verschiedenen Rahmenbedingungen, Settings, der Psychotherapieforschung und der Supervision enthalten.

Harald J. Freyberger (Stralsund/Greifswald)
Rita Rosner (Eichstätt-Ingolstadt)
Günter H. Seidler (Dossenheim/Heidelberg)
Rolf-Dieter Stieglitz (Basel)
Bernhard Strauß (Jena)

# Inhalt

Geleitwort zur Reihe .......................................... 5

Vorwort .................................................... 9

1 Ursprung und Entwicklung des Verfahrens ............... 11

2 Verwandtschaft mit anderen Verfahren .................. 21

3 Wissenschaftliche und therapietheoretische Grundlagen ... 31
   3.1 Hypnose-Induktion ............................. 32
   3.2 Hypnotische Phänomene ......................... 66

4 Kernelemente der Diagnostik in der Hypnotherapie ....... 88
   4.1 Das Utilisations-Prinzip .......................... 88
   4.2 Interaktions-Diagnostik .......................... 93
   4.3 Konflikt-Diagnostik ............................. 100
   4.4 Struktur-Diagnostik ............................. 104

5 Kernelemente der Hypnotherapie ....................... 107
   5.1 Hypnose als Kontext ............................ 107
   5.2 Suggestion und Trance .......................... 111
   5.3 Innere Suchprozesse und posthypnotische
       Umsetzung .................................... 113
   5.4 Topografie der Hypnotherapie ................... 118
   5.5 Hypnotische Interventions-Ebenen ............... 120
   5.6 Befragung des stillen Wissens ................... 137

# Inhalt

6     Klinisches Fallbeispiel: Das eingesperrte Kindermädchen .. 141

7     Hauptanwendungsgebiete ............................... 148

8     Settings ............................................... 149

9     Die therapeutische Beziehung (»hypnotischer Rapport«) .. 150

10    Wissenschaftliche und klinische Evidenz .................. 153

11    Institutionelle Verankerung ............................. 156

12    Informationen zu Fort- und Weiterbildung ............... 157

Literatur .................................................... 160

Stichwortverzeichnis ......................................... 183

# Vorwort

Dieses Buch erscheint zum 40-jährigen Bestehen der Milton Erickson Gesellschaft für klinische Hypnose. 1978 hätte niemand es für möglich gehalten, dass Hypnose in der Psychotherapie Deutschlands, Österreichs und der Schweiz wieder einen seriösen Platz einnehmen könnte. In diesen 40 Jahren ist aber ein respektabler therapeutischer und wissenschaftlicher Fundus entstanden, der dem gemeinsamen Bemühen sehr vieler Kolleginnen und Kollegen zu verdanken ist. Ohne diese Synergien wäre auch das vorliegende Buch – und die zahlreichen anderen Veröffentlichungen – über Hypnose und Hypnotherapie nicht möglich gewesen.

Die Popularisierung einer Methode birgt immer die Gefahr einer begrifflichen Verflachung bis hin zur Bedeutungslosigkeit. Das betrifft auch den Begriff Hypnose. Da wurde von früher sehr populären Ausbildern schon einmal gesagt, alles sei Hypnose. Um es provokativ auszudrücken: Auch heute ist unserer Ansicht nach nicht überall, wo Hypnose draufsteht, auch Hypnose drin. Wir waren sogar versucht, den Begriff »Hypnose light« für einige jener Techniken einzuführen, die zwar den Begriff Hypnose im Titel führen, mit Hypnose, so wie wir sie definieren, aber nichts zu tun haben und sogar die geplante Induktion eines hypnotischen Trancezustandes sowie die absichtliche Verwendung definierter hypnotischer Phänomene ablehnen. Wegen des pejorativen Beigeschmacks einer solchen Qualifizierung haben wir jedoch auf den Begriff »Hypnose light« verzichtet, denn auch diese »Trance«-Techniken haben ihre Wirkung und somit ihre Berechtigung.

Allerdings ist manchmal auch Hypnose drin, wenn es nicht draufsteht; d. h. einige heute gebräuchliche Psychotherapien verwenden hypnotische Techniken und Strategien aus der Hypnotherapie, ohne dies explizit zu benennen. Dagegen ist im Sinne einer Integration der psychotherapeutischen Verfahren hin zu einer »Allgemeinen Psychotherapie«, wie sie Klaus Grawe (2001) im Sinne hatte, nichts einzuwenden.

Aus Gründen der besseren Lesbarkeit haben wir uns entschieden, das generische Maskulinum zu verwenden: Wenn wir also beispielsweise von »Therapeuten« schreiben, sind immer beide Geschlechter gemeint, in diesem speziellen Fall sogar in erster Linie die Kolleginnen, denn diese bilden heute mindestens zwei Drittel der psychotherapeutisch Tätigen.

Nun hoffen wir, dass wir einige Leserinnen und Leser mit der Lektüre dieses Buches neugierig machen können, sich mehr mit dem Verfahren auseinanderzusetzen, das am Anfang der abendländischen Psychotherapie steht.

Wir danken den Herausgebern dieser Reihe und dem Verlag für die Möglichkeit, unsere Sicht der Hypnose darzustellen. Astrid Heinke hat Korrektur gelesen und den Index erstellt; Elisabeth Selch vom Kohlhammer Verlag hat unserem Manuskript den letzten Feinschliff gegeben; auch ihnen gilt unser herzlicher Dank.

München und Tübingen, im Januar 2018
Burkhard Peter und Dirk Revenstorf

*Wir widmen dieses Buch Alida Iost-Peter und Wilhelm Gerl, die 1978 die Milton Erickson Gesellschaft für klinische Hypnose (M.E.G.) mitbegründet haben.*

# 1   Ursprung und Entwicklung des Verfahrens

Hypnose wird häufig als »Mutter der Psychotherapie« bezeichnet. Ihre Wurzeln werden in der Prähistorie und im Altertum gesucht, beispielsweise im Papyrus Ebers aus dem 3. Jahrhundert v. Chr. Gewöhnlich führt man die Anfänge auf Franz Anton Mesmer zurück, was jedoch eine fundamentale Fehleinschätzung ist, denn weder Mesmers Krankheitstheorie noch seine therapeutische Praxis hatten etwas mit dem zu tun, was heute unter Psychotherapie verstanden wird. Wenn man schon nach einem Vorläufer suchen will, so könnte man diesen eher im letzten großen Exorzisten des deutschsprachigen Raums finden, nämlich in Johann Joseph Gaßner aus Klösterle am Arlberg. 1775, in der Hochzeit der Aufklärung, beunruhigte er aber mit seinen öffentlichen Teufelsaustreibungen nicht nur viele seiner Oberen, sondern insbesondere auch Mitglieder der Bayerischen Akademie der Wissenschaften so sehr, dass die sich genötigt sahen, den in Wien gerade als Entdecker des »animalischen Magnetismus« bekannt gewordenen Franz Anton Mesmer für ein wissenschaftliches Gutachten nach München einzuladen (Heydenreuter 2000; Peter 2000c). Dieses Gutachten fiel für den Priester Gaßner erwartungsgemäß ungünstig aus, so dass er, u. a. auch auf direkte Anordnung von Papst Pius VI., von der therapeutischen Bühne abtreten und seinen Platz dem Arzt Mesmer überlassen musste. Dieser entsprach den Vorstellungen des damaligen wissenschaftlichen Mainstreams, allerdings auch nur etwa zehn Jahre lang, bis seiner Theorie von zwei Kommissionen 1784 in Paris die wissenschaftliche Begründung abgesprochen wurde. Betrachtet man, befreit von ihrem theologischen Überbau, die besondere Art von Gaßners Exorzismen, so findet man ein therapeutisches Verfahren, das man heute als Einübung in Selbstkontrolle bezeichnen kann (Peter 2005,

2015c). Dass Mesmer in der Literatur jedoch hartnäckig als Urgroßvater der heutigen Psychotherapie gilt, ist einigen Historikern geschuldet, sicher aber hauptsächlich dem berufspolitischen Umstand, dass sich heutzutage psychotherapeutisch Tätige wohl lieber auf einen magnetisierenden Arzt als auf einen exorzierenden Pfarrer beziehen möchten.[1] Die paradigmatischen Auseinandersetzungen um Ursache und Behandlung seelischer Leiden sowie der bis heute andauernde Konflikt um das Monopol des Heilens treten Ende des 18. Jahrhunderts in der Auseinandersetzung zwischen Gaßner und Mesmer zum ersten Mal deutlich auf.

Der magnetische Somnambulismus stellt die historische Fortsetzung des Mesmerismus dar und spielte während der Epoche der romantischen Medizin im ersten Drittel des 19. Jahrhunderts eine dominante Rolle. Er geht auf Marquis de Puységur, einen Schüler Mesmers, zurück. Im Unterschied zu Mesmer glaubte Puységur nicht mehr, eine Art menschlicher Akkumulator für die spezielle Energie eines universellen animalischen Magnetismus zu sein, die zu Heilzwecken auf kranke Menschen übertragen werden könne. Stattdessen formulierte er seine »Meinung über die Ursachen der magnetischen Wirkung des Menschen« folgendermaßen:

> »Gegenwärtig kann man also feststellen, was geschieht, wenn ich magnetisiere: Das Mitgefühl (la compassion), das mir ein Kranker einflößt, lässt in mir den Wunsch oder den Gedanken entstehen, ihm nützlich zu sein, und von dem Augenblick an, wo ich mich entscheide zu versuchen ihm Erleichterung zu verschaffen, erhält sein Lebensprinzip (son principe vital) den Eindruck vom Handeln meines Willens. Bemerken Sie hier [...] die beiden wesentlichen Aspekte? 1° *Das Prinzip meines Willens*; 2° *dessen Handeln*. Das Prinzip meines Willens, anders gesagt meiner Seele, als Ursache meines Handelns; die Wirkung, die der Kranke empfindet; und das Ergebnis dieses Handelns.« (Puységur 1820, S. 158ff; Erstauflage 1797)

Fast identische Formulierungen zur Rolle des *Mitgefühls* (engl./franz. compassion) finden sich etwa 200 Jahre später bei Gilbert (2013,

---

1 Die Verhaltenstherapeuten seien hiervon ausgenommen, denn deren historische Bezüge sind in wissenschaftlichen Ergebnissen des 20. Jahrhunderts verankert. Aber auch einige ihrer Pioniere haben sich ernsthaft mit der Hypnose beschäftigt, wie z. B. Pawlow (1923), Ellis (1987) oder Wolpe (1998).

S. 17) in seiner Compassion Focused Therapie (CFT), wird hier jedoch nicht auf Puységur bezogen: »Der CFT-Ansatz zum Mitgefühl entlehnt Elemente aus zahlreichen buddhistischen Lehren (insbesondere die Rolle der *Empfindsamkeit für das Leid anderer* und die *Motivation, dieses zu lindern*), aber seine Wurzeln liegen in einem evolutionären, neurowissenschaftlichen und sozialpsychologischen Ansatz, verbunden mit der Neurophysiologie der Zuwendung ...« (Hervorhebungen der Autoren).

Auch wenn er noch immer die Terminologie seines Lehrers Mesmer benutzt, erhält der Vorgang des »Rapports« bei Puységur eine völlig andere Bedeutung: es ist nicht mehr eine physikalische Kraft, welche auf die Kranken übertragen wird und diese heilt, sondern Zweck der Rituale ist, die Kranken in einen Zustand somnambuler Trance zu versetzen. Hier lassen sie sich vom Handeln eines »therapeutischen Willens« leichter beeindrucken und sind für dessen Wirkung empfänglicher, d. h. »suggestibler«.

Damit war die Theorie der Hypersuggestibilität geboren, eine der bis weit ins 20. Jahrhundert dominierenden Hypnosetheorien: In hypnotischer Trance lässt man sich *leichter* und *lebhafter* von einem »fremden Willen« bzw. einer neuen Idee beeindrucken und verspürt *deutlicher* ihre Wirkung. Bemerkenswert ist, dass in diesem Zitat Puységurs auch zwei Therapeutenvariablen vorkommen, nämlich Empathie (compassion) und therapeutische Hilfsbereitschaft (dem Kranken nützlich sein zu wollen), als Voraussetzung einer wirksamen Intervention bzw. Suggestion (Handeln meines Willens).

Die beiden wissenschaftlichen Kommissionen, die 1784 in Paris Mesmers Theorie verworfen hatten, schlugen alternative Erklärungen für die zu beurteilenden Phänomene vor – Imitation und Imagination:

> »Der Mensch als geistiges und körperliches Wesen existiert nur und wird nur zu dem, was er ist, aufgrund von zwei Eigenschaften: er handelt und gewinnt Fähigkeiten durch Imitation und er handelt und erlangt Macht durch Imagination.« (Bailly 2000, S. 112, Erstauflage 1784)

Der Faktor der *Imitation* lässt sich gut an den völlig unterschiedlichen Inszenierungen der Heilung bei Mesmer und Puységur verdeutlichen: Mesmers Patienten im vorrevolutionären Paris zeigten exaltierte »Krisen« ähnlich den teilweise heftigen Affektentladungen, welche 100

Jahre später bei Charcots Hysterie-Patientinnen in Paris (s. u.) und noch in den 1970er Jahren bei uns in bioenergetischen oder Urschrei-Therapien zu beobachten waren. Puységurs Patienten auf seinem Landgut bei Buzancy wurden im somnambulen Zustand eher ruhig-kontemplativ und zeigten Erkenntnisse und Einsichten, welche man ihnen als einfache Bauern und Bedienstete in ihrem »Normalzustand« nicht zugetraut hätte. Das entspricht eher dem Bild von Berheims (s. u.) Patienten um 1890 in Nancy sowie dem, das man heute von einem hypnotisierten Menschen hat: motorisch ruhig, entspannt, nach innen gewandt, der jeweiligen sozialen Rolle entkleidet und achtsam für das eigene Erleben.

Hätten die Kommissionsmitglieder ihr Urteil anhand Puységurs und nicht anhand Mesmers Patienten gebildet, wäre es vielleicht bezüglich des zweiten Faktors, dem der *Imagination*, nicht ganz so abwertend ausgefallen. Das ist verständlich, denn Imagination stand dem Postulat der Aufklärung Ende des 18. Jahrhunderts diametral entgegen: Benutze deinen Verstand; d. h. lass dir nichts einreden, lass dir keine »Einbildungen unterschieben« (so die wörtliche Übersetzung von lat. »subgerere«, von dem »suggerieren« stammt,). Unter dem Eindruck der Hexenprozesse des ausgehenden Mittelalters und der frühen Neuzeit war das eine verständliche Forderung. Vor diesem Hintergrund ebenfalls verständlich ist, dass Gaßners Exorzismus-Rituale 1775 keinen epistemologischen Rückhalt mehr hatten, aber auch nicht mehr die Magnetismus-Rituale Mesmers; dessen Theorie des animalischen Magnetismus war als »esoterisch« verworfen worden und die Effekte wurden alternativ – aus heutiger Sicht »psychologisch« – erklärt.

Die ablehnende Haltung zur Imagination änderte sich Anfang des 19. Jahrhunderts mit Beginn der Romantik. Während der neuen Innerlichkeit des Biedermeiers gelangte der von Puységur geprägte magnetische Somnambulismus als erstes imaginatives Therapieverfahren der Neuzeit zu voller Blüte (Peter 2015c). Die Induktion eines Zustands des magnetischen Somnambulismus hatte den Vorteil, dass die Patienten sowohl für ihre kranken Zustände wie auch für ihre Ressourcen »hellsichtig« wurden, also Ursachen erkennen und Therapievorschläge machen konnten. Der magnetisierende Arzt war nun vor allem therapeutischer Begleiter, der zwar auch Vorschläge unterbreitete, diese aber mit seinen Patienten – in heutigen Begriffen – »auf Augenhöhe« kooperativ erörterte.

Die Entdeckung des vegetativen Nervensystems (damals »Gangliensystem«) durch Johann Christian Reil (1807)[2] schuf die neurophysiologische Basis für somnambule Phänomene: Das »Bewusstseyn« und die »denkende Seele« wurden von Reil im Gehirn verortet, die »empfindende Seele« und die »bewusstlosen Ideen« hingegen im Gangliensystem, vornehmlich in der Herz- bzw. Magengrube. Damit gab es ein Organ für das »Unbewusste«, das Schelling 1800 als neuen Begriff in den Diskurs eingeführt hatte. Beide Systeme sind durch einen »Apparat der Halbleitung« verbunden: im Normalzustand sind sie isoliert; im Zustand des magnetischen Somnambulismus hingegen gelangen unbewusste Inhalte ins Bewusstsein. Der Schwiegersohn Reils, Dietrich Georg Kieser postulierte darauf aufbauend eine Art Kopf- und Körpergedächtnis. Mediziner, Philosophen und Literaten interessierten sich für die neuen Phänomene. Neue Professuren wurden geschaffen, was gelegentlich nicht ohne heftigen Widerspruch blieb (Peter 1995; Peter und Jost-Peter 2014). Sieht man aber ab von vielen Übertreibungen und Übertretungen in Gebiete, die wir heute als esoterisch oder magisch-mystisch bezeichnen würden, so wurden in dieser frühen Zeit des romantischen Somnambulismus Grundsteine gelegt, die sich im heutigen Verständnis von Hypnose und Hypnotherapie wiederfinden und schließlich in viele zeitgenössische Therapieformen, so auch in die dritte Welle der kognitiven Verhaltenstherapie, Eingang gefunden haben. Beispiele sind die Schematherapie oder die Compassion Focused Therapy, in denen sie inzwischen so sehr therapeutische Selbstverständlichkeit geworden sind, dass ihre Herkunft keiner Erwähnung mehr bedarf; ihre Wurzeln liegen auch mehr als 200 Jahre zurück. Hierzu gehören allgemeine patientenzentrierte Einstellungen, welche die therapeutische Beziehungskompetenz formieren (vgl. Peter et al. 2017b), wie beispielsweise:

---

2 Etwa 30 Jahre später spricht Justinus Kerner (1834, S. 39) schon vom »nervus vagus und sympathicus«.

# 1 Ursprung und Entwicklung des Verfahrens

1. Es bedarf einer Haltung der Empathie (compassion) und des Willens zu helfen, um therapeutisch tätig werden zu können.
2. Eine Haltung der Offenheit und Akzeptanz ist notwendig, um die Patienten darin zu unterstützen, ihre eigenen Ressourcen und Lösungswege zu finden.
3. Für den Zweck der Therapie müssen beide, Therapeut und Patient, eine besondere Beziehung eingehen; hierfür prägte Mesmer den Begriff »Rapport«.
4. In manchen Fällen, wenn einfache therapeutische Ratschläge (bzw. »Suggestionen«) nicht ausreichen, kann und soll man sich auf eine die Alltagsgrenzen übersteigende Macht beziehen, welche besondere Ressourcen zur Verfügung stellt, die in der normalen Alltagsroutine nicht verfügbar zu sein scheinen. Als Projektionsgestalt für diese unbewussten Ressourcen diente bei Mesmer die Metapher eines physikalischen »animalischen Magnetismus«; in der romantischen Naturphilosophie war es das universelle Wissen der *trans*-personalen »Weltseele«, und heute, für das Individuum der Moderne, ist es die Metapher des *intra*-personalen »Unbewussten« à la Milton H. Erickson (Peter 2009). Das Wesentliche an all diesen und ähnlichen Projektionsfiguren scheint zu sein, dass sie ein »therapeutisches Tertium« (Peter 2015k) konstruieren. Darauf können sich beide, Therapeut und Patient, gemeinsam beziehen, wenn sie mit den gewöhnlichen Mitteln einer therapeutischen Kommunikation, beispielsweise einem sokratischen Dialog, nicht mehr weiterkommen, weil die therapeutisch zu bearbeitenden Inhalte nicht in expliziten Gedächtnisspeichern abgespeichert und so dem deklarativen, semantischen Wissen nicht zugänglich sind, sondern im episodischen Gedächtnis oder im prozeduralen Körpergedächtnis als sensorische und physiologische Erfahrungs-Engramme verankert sind.
5. Um in Kontakt mit diesem therapeutischen Tertium zu kommen, bedarf es eines speziellen »Zustands«, der sich vom Alltagszustand deutlich unterscheidet und deshalb mit Hilfe besonderer Rituale eigens induziert werden muss.
6. Dieser »Zustand«, später Hypnose oder hypnotische Trance genannt, hat verschiedene Stadien (Tiefen), die nicht von allen Menschen gleichermaßen gut erreicht werden können. Deshalb wird die

Frage der Suggestibilität bzw. Hypnotisierbarkeit sowie der differenziellen Indikation relevant.

Dass sich gerade im frühen 19. Jahrhundert, in der Zeit der Romantik, die Archetypen einer Psychotherapie entwickelt haben, wie wir sie heute verstehen, hat möglicherweise auch kulturgeschichtliche Gründe: Beginnend schon im ausgehenden 18. Jahrhundert formierten sich in dieser Zeit des Biedermeier und der Romantik die Kulturen der bürgerlichen Familie und des bürgerlichen Subjekts (im Gegensatz zu den genealogisch geprägten Strukturen der feudalen und höfischen Gesellschaften). Vor dem Hintergrund einer sich entwickelnden Individuumzentrierten Sichtweise und einer allgemeinen Psychologisierung des Freundschafts- und Familien-Subjektes wurden verstärkt Selbst- und Fremdreflexionen eingeübt, insbesondere auch durch deren kommunikativen »Vertextung« in Briefen, »Bekenntnissen«, (Auto-) Biografien und »empfindsamen« Romanen. Auf die Erziehung der Kinder zu moralisch-souveränen Subjekten wurde Wert gelegt (Gebhardt 2009), es entstand die Idee von der Bedeutsamkeit familialer Bindungen und folgerichtig – in der Spätromantik – auch die von der Existenz eines ganz persönlichen unbewussten Seelenlebens:

»Der Schlüssel zur Erkenntnis vom Wesen des bewußten Seelenlebens liegt in der Region des Unbewußtseins. Alle Schwierigkeit, ja alle scheinbare Unmöglichkeit eines wahren Verständnisses vom Geheimnis der Seele wird von hier aus deutlich. Wäre es eine absolute Unmöglichkeit, im Bewußten das Unbewußte zu finden, so müßte der Mensch verzweifeln, zum Erkennen seiner Seele, d. h. zur eigentlichen Selbsterkenntnis zu gelangen.« (Carus 1846, S. 1)

Mit der Revolution von 1848 veränderte sich das politische und kulturelle Klima in Deutschland. Die »naturwissenschaftlichen Ärzte« verstanden sich schon immer als Gegner von Mesmerismus und Somnambulismus; Positivismus und wissenschaftlicher Rationalismus erstarkten ab Mitte des 19. Jahrhunderts, ersetzten zunehmend die romantische Medizin und entzogen dem romantischen Somnambulismus seine Grundlage. Damit endete zunächst die Geschichte der Hypnose deutscher Prägung.

Der englische Arzt James Braid lieferte eine einfachere und akzeptablere Begründung für das Auftreten der magnetischen bzw. somnambulen Phänomene: Die vollkommene Konzentration auf einen einzigen Gedanken, z. B. »schlafe!«, unter Zuhilfenahme optischer, später auch akustischer Fixation – »schlafe tiefer und tiefer« in monotoner Wiederholung – erzeuge künstlich einen neurologisch bedingten Schlafzustand, »Neurypnology« (Braid 1843), später nur mehr »Hypnose« genannt. In Anlehnung an Braid führte der Breslauer Physiologie-Professor Rudolf Heidenhain (1880) die Idee einer zentralen Hemmung und Erregung im Gehirn ein, woran später Iwan P. Pawlow (1923) anknüpfte; Reizmonotonie wurde als wesentliche Bedingung für die Induktion eines Zustandes der Hypnose angesehen.

Auch Hippolyte Bernheim, Medizinprofessor aus Nancy hatte hirnphysiologische Prozesse im Sinne, als er ein paar Jahre später von »ideomotorischer Reflexerregbarkeit« sprach: Durch den Vorgang der Suggestion in Hypnose würden sich afferente und efferente Zentren im Gehirn kurzschließen und in »unbewusster Weise mit Umgehung der Willensthätigkeit die Vorstellung in Bewegung umsetz[en]« (Bernheim 1888, S. 124f).

1882 lernte Bernheim den Allgemeinarzt Liébeault und dessen Methode zur Induktion eines »künstlichen Schlafes« kennen. Aus dieser Zusammenarbeit erwuchs die *Schule von Nancy*, die in Deutschland und europaweit rasant an Bedeutung gewann. Bernheims Klinik in Nancy wurde im ausgehenden 19. Jahrhundert zum Mekka für all jene, die sich für psychische Störungen und ihre hypnotische Behandlung interessierten, wie z. B. Sigmund Freud und viele andere Forscher und Ärzte aus Deutschland, Österreich und der Schweiz (Peter 2015c). Hypnose war im ausgehenden 19. Jahrhundert *die* Psychotherapiemethode und hatte an einigen Hochschulen den Platz eines ernsthaften Untersuchungsgegenstandes eingenommen – wie in der Zeit des romantischen Somnambulismus ca. 80 Jahre zuvor. Sie verlor Anfang des 20. Jahrhunderts kurz an Bedeutung, gewann diese aber im Ersten Weltkrieg schnell wieder zurück (Peter und Lenhard 2016).

Bis vor kurzem waren die Jahre 1933 bis 1945 eine Art weißer Fleck in der Geschichtsschreibung der Hypnose, bis die ersten wissenschaftlich soliden Arbeiten zum Thema »Hypnose im Nationalsozialismus« (Übersicht in Kauders 2016) erschienen. Das wesentliche Ergebnis der Nachforschungen über die Hypnose im Dritten Reich ist, dass das Verhältnis der Nazis zur Hypnose sehr ambivalent war: Als Teil ihres Kampfes gegen den Okkultismus hatten sie ein Verbot von Laien- und Bühnenhypnose durchgesetzt, die wissenschaftliche und therapeutische Anwendung der Hypnose aber unangetastet gelassen (Peter 2016; Schellinger 2016).

Es gab immer wieder Versuche, die Induktion einer Hypnose vom Wirken einer anderen Person, der des Hypnotiseurs oder Hypnotherapeuten, »loszulösen«. Das populärste Verfahren, die übliche Heterohypnose in eine Autohypnose umzuwandeln, wurde 1932 von J. H. Schultz unter dem Namen »autogenes Training« (AT) eingeführt und von ihm und seinen Nachfolgern weltweit verbreitet (Husmann 2015, 2016). Noch Anfang der 1970er Jahre wurde das AT jedoch lediglich als Entspannungstechnik, nicht als Selbsthypnoseverfahren gelehrt. »Echte« Hypnose mit expliziten Demonstrationen von Unwillkürlichkeit, Halluzinationen oder posthypnotischen Aufträgen konnte man in den deutschsprachigen Ländern nach Ende des Zweiten Weltkrieges ohnehin nur auf der Bühne, nicht aber im psychotherapeutischen oder medizinischen Umfeld sehen. Die traditionelle Suggestivhypnose war im Nachkriegsdeutschland als autoritäre Maßnahme gebrandmarkt und hatte deshalb in der humanistischen Psychotherapie der 1970er Jahre keinen Platz mehr. Dann wurde »Die Psychotherapie Milton H. Ericksons« von Jay Haley (1978) bekannt und in diesem Rahmen auch dessen »non-direktive« und »indirekte« Methoden der Tranceinduktion. Mit Gründung der Milton Erickson Gesellschaft für klinische Hypnose 1978 begann die moderne Hypnotherapie in Deutschland. Es folgten in den 1980er Jahren in Deutschland, Österreich und der Schweiz weitere Hypnosetherapieverbände mit gleicher oder ähnlicher Ausrichtung (▶ Kap. 11). Seit dieser Zeit gibt es auch wieder viele Publikationen, seit 1984 eine Zeitschrift (*Hypnose und Kognition* bis 2014, gefolgt von *Hypnose-ZHH* seit 2015, mit über 5 000 Exemplaren die weltweit auflagenstärkste Hypnosezeitschrift) sowie umfangreiche Lehrbücher (Rossi 1995-98; Kossak 1997; Bongartz und Bongartz 2000; Revenstorf und Peter 2015a). Hypnose findet inzwischen auch wieder Anwendung in der Zahnmedizin (Schmierer 2010) und in der Medizin (Hansen und Ebell 2010).

# 1 Ursprung und Entwicklung des Verfahrens

Die moderne wissenschaftlich-experimentelle Beschäftigung mit der Hypnose begann in den 1930er Jahren in den USA (Hull 1933) und dauert ohne Unterbrechung bis heute an. Kirsch et al. (2011) veröffentlichten ein Konsensus Statement über »Hypnose und Hypnotisierbarkeit und deren Bezug zur Suggestion und Suggestibilität«, S. J. Lynn et al. (2015) ein integratives Modell für »Hypnose, Suggestion und Suggestibilität«. Bemerkenswert ist, dass sich zunehmend auch wieder Wissenschaftler aus anderen Forschungsbereichen (z. B. Neurologie und Psychiatrie; Übersicht in Connors 2015) der Hypnose bedienen, weil sie feststellen, dass August Forel vor mehr als 100 Jahren offensichtlich Recht hatte, als er schrieb:

> »Man kann sagen, dass man durch Suggestion in der Hypnose sämtliche bekannten subjektiven Erscheinungen der menschlichen Seele und einen grossen Theil der objektiven bekannten Funktionen des Nervensystems produciren, beeinflussen, verhindern [...] kann.« (Forel 1889, S. 25)

Auch in Deutschland gibt es wieder Hypnoseforschung, auf die wir im Verlauf dieses Buches eingehen werden.

## 2 Verwandtschaft mit anderen Verfahren

In der sog. dritten Welle der Verhaltenstherapie finden sich eine ganze Reihe von Interventionen, deren Herkunft aus den weiten Geschichtsräumen der Hypnose nur mehr von Spezialisten wahrgenommen wird.[3] Wenig oder gar keinen Bezug auf Hypnose nehmen beispielsweise Autoren der Schematherapie (Young et al. 2008; Jacob und Arntz 2014). Sie weisen zwar darauf hin, dass Anleihen bei anderen Verfahren aus der humanistischen Psychotherapie, wie etwa der Gestalttherapie und Transaktionsanalyse, dem »Reparenting« und der Arbeit mit dem »inneren Kind« oder der Ego-State-Therapie, genommen werden, der Begriff Hypnose fehlt jedoch. Das Gleiche gilt für die Compassion Focused Therapy (Gilbert 2013). Weil Youngs erstes Buch (Young 2012) im amerikanischen Original schon 1990 erschien und dort 1994 und 1999 neu aufgelegt wurde, könnte man vermuten, dass die Vermeidung des Wortes Hypnose berufspolitischen Umständen geschuldet ist: Young wollte möglicherweise sein neuentwickeltes Verfahren nicht in die damals akuten Querelen der imaginativ und hypnotherapeutisch arbeitenden Traumatherapeuten verwickelt sehen, obwohl gerade auch er mit Imaginationen arbeitete und beispielsweise seine »begrenzte Nachbeelterung« eine genuin hypnotherapeutische Technik ist, die schon durch Pierre Janet (1889) und durch Erickson und Rossi (1989) ausführlich beschrieben worden ist.

Auch Francine Shapiro sucht Assoziationen ihres Eye Movement Desensitization and Reprocessing (EMDR) mit Hypnose tunlichst zu

---

3 Was nicht weiter verwunderlich ist, wenn Autoren durch manche Herausgeber oder Gutachter angewiesen werden, nur Literatur der letzten 10 Jahre zu berücksichtigen.

vermeiden, wie sie auf Kongressen zur Ericksonschen Hypnose und Psychotherapie erklärte. 1995 wies sie ausdrücklich auf das Problem hin, dass in den meisten US-amerikanischen Staaten Zeugenaussagen nicht zugelassen sind, wenn sie unter Hypnose erhoben wurden. Traumapatienten können ihre Täter also nicht vor Gericht bringen, wenn der Missbrauch in hypnotischer Trance aufgedeckt wurde; folglich darf EMDR, das häufig auch in der Traumatherapie eingesetzt wird, keine Hypnose sein. Zur Unterstützung der These, EMDR sei keine Hypnose, bringt Shapiro (1995, S. 315) eine Reihe von Argumenten, die nicht zutreffend, überholt oder irrelevant sind – und später dennoch von Arne Hoffmann (1999, S. 68f) wörtlich wiederholt werden. Hingegen ist nicht nur das Verfahren zur Einleitung und Aufrechterhaltung von Augenbewegungen ein genuines Hypnose-Induktionsritual; es finden sich in der EMDR-Therapie auch eine ganze Reihe von Imaginationsskripten, die aus der modernen Hypnotherapie speziell mit Traumapatienten stammen, sowie Teile des phasenbezogenen Vorgehens. Diese Verneinung des hypnotherapeutischen Hintergrunds vieler Anteile der EMDR ist allerding nicht durchgängig; einige Autoren beziehen sich ganz offen auf Ericksons Hypnotherapie (Manfield 1998).

Die meisten der heute angewandten Traumatherapien gehen auf Pierre Janet zurück. Das wird von einigen Autoren des Imagery Rescripting (imaginatives Überschreiben), der jüngsten Variante der Schematherapie, auch ausdrücklich anerkannt: »The earliest known form of imagery rescripting appears to have been employed in the latter part of the 19th century by Pierre Janet (1919), a prominent French physician, who used a procedure called ›imagery substitution‹ (i.e., replacing one image with another)« (Holmes et al. 2007 S. 298). Auch Schmucker und Köster (2015) erwähnen den Fall »Justine« von Pierre Janet. Sie weisen aber nicht darauf hin, dass Janet einer der profiliertesten Hypnoseforscher Ende des 19. Jahrhunderts war und seine Erkenntnisse für die Traumatherapie in erster Linie aus Untersuchungen und Behandlungen mit Hypnose erlangte (Janet 1889, 1896/1991). Den Kommentaren von Schmucker und Köster zu Justines Fall ist zu entnehmen, dass sie nicht erkennen, welchen entscheidenden Anteil Hypnose an dieser durch Janet vorgenommenen »Neukonstruktion der Vergangenheit« (Peter 1990) hatte, ganz im Gegensatz zu den Vertretern der niederländischen Schule der Traumatherapie, die auf eine differenzielle Indikation der Hypnose in der Traumatherapie verweisen (Van der Hart 2015). 1995 war ein ganzes Heft der Zeitschrift Hypnose und Kognition diesem Thema gewidmet mit Beiträgen von Huber (1995), Kluft (1995), Farber (1995) sowie Van der Hart und Nijenhuis (1995). Hier wurde zum ersten Mal auf Deutsch das Drei-Phasen-Modell vorgestellt, das heute Grundlage der Behandlung schwerer Traumafolgestörungen ist. Der Schwerpunkt der Untersuchung und Behandlung von Traumafolgestörungen hat sich von den USA, wo sie in der Folge des Vietnamkrieges in den 1980er Jahren begann, Ende der 1990er Jahre offenbar nach Europa verlagert (Butollo 1997; Maercker 1997; Ehlers 1999). Der Begriff Hypnose durfte in diesem Kontext, wo angebracht, benutzt und die spezifischen hypnotherapeutischen Techniken konnten als solche benannt und beschrieben werden (Peter 2006b; Perren-Klingler 2015) – offenbar aber doch nicht von allen, worauf Sack und Sachsse (2013) hinweisen.

Die Psychodynamische Imaginative Traumatherapie (PITT) von Luise Reddemann (2005) benutzt alle Elemente hypnotherapeutischer Imaginationen und baut ebenfalls auf dem Drei-Phasen-Modell der niederländischen Traumaschule auf – auch wenn sie nach Meinung eher verhaltenstherapeutisch orientierter Autoren die erste Phase der Stabilisierung unnötigerweise betont (Maercker 2011) –, verzichtet aber ausdrücklich auf formale Hypnoseinduktionen und verwendet die Begriffe Hypnose oder Hypnotherapie nur sehr sparsam; auf Erickson wird überhaupt kein Bezug genommen, wohl aber auf das Modell der Ego-States von Watkins und Watkins (2012), das auf hypnoanalytischen Konzepten aufbaut. John Watkins war ursprünglich ein »gläubiger« Hypnoseanwender, ähnlich dem »frühen« Bernheim. Die Ego-State-Therapie, die er ab 1980 gemeinsam mit seiner Frau Helen entwickelte, ist eine Modifikation seiner hypnoanalytischen Arbeit mit multiplen Persönlichkeiten. Den wesentlichen Anteil des Perspektivwechsels von der Theorie der Behandlung »harter« Persönlichkeitsspaltungen zu der Theorie der Behandlung »weicherer« Ich-Zustände schreibt er seiner Frau zu (Watkins 1992). Dieses Konzept hat sich im Verlauf der Jahrzehnte mehr und mehr in der allgemeinen Psychotherapie eingebürgert (Frederick 2007), wird aber bevorzugt in der Traumatherapie verwendet, wie das Beispiel von Reddemanns PITT zeigt (Reddemann 2007). Auch wenn die klinische Hypnose von manchen Autoren (z. B. Fritzsche 2013) als eine der Säulen der Ego-State-Therapie dargestellt wird, so sind damit nicht mehr die klassischen Rituale einer formalen Tranceinduktion und der elaborierte Umgang mit klassischen hypnotischen Phänomenen gemeint, sondern die Anwendung der vielfältigen »indirekten« und imaginativen Techniken moderner Hypnotherapie sensu Erickson, nach Reddemann (2005 S. 72) sind dies »die Nutzung von Alltagstrance und suggestiven Interventionen«, wobei sie sehr darauf achtet, die regressiven Phasen der Traumabearbeitung nicht »assoziiert« bzw. »identifiziert« (in der Person zum Zeitpunkt des Traumas) erleben zu lassen, sondern aus der Sicht des stabilen bzw. ausführlich stabilisierten Erwachsenen-Ichs – deshalb die Betonung der Stabilisierungsphase. Tauchen identifizierte Phasen zwischendurch auf, werden sie immer wieder durch die Sichtweise des jetzigen Ichs stabilisiert, um eine Dissoziation zu verhindern. Es handelt sich demnach um eine »desidentifizierte« Trance, meist mit offenen Augen – ähnlich wie beim EMDR. Ein Grund für die Betonung der Stabilisierungsphase bzw. der Vermeidung von »identifizierten Regressionen« könnte sein, dass das stationäre Setting, in dem Reddemann ihr System hauptsächlich erarbeitet hat, nur eine zeitlich begrenzte Arbeit zulässt: Am Ende ihres Aufenthaltes sollten ihre Patientinnen die psychosomatische Klinik möglichst stabilisiert verlassen. Die ambulanten Traumatherapien der Vertreter der holländischen Schule, die Wert auf eine ausführliche Traumarekonstruktion legen, dauern hingegen länger, bei tiefgestörten Patientinnen häufig mehrere Jahre (Nijenhuis 2017).

Nicht alle, aber doch viele verhaltenstherapeutische und psychodynamische Ansätze zur Therapie von Persönlichkeits- und Traumafolgestörungen verwenden also Techniken, die aus der klassischen (Janet) und/oder modernen Hypnotherapie (Erickson) stammen. Die Quellen und der Begriff Hypnose werden manchmal genannt, häufig aber nicht. Gelegentlich wird von Suggestionen gesprochen, auch von Entspannung und meist von Imaginationen; das Adjektiv hypnotisch fehlt in der Regel, selbst dann, wenn es angebracht wäre. Es stellt sich also die Frage: Ist Hypnose – zumindest bei uns in Europa und speziell in den deutschsprachigen Ländern – in die Psychotherapie inzwischen so integriert, dass sie keiner besonderen Erwähnung mehr bedarf? Oder hat Hypnose auch bei uns immer noch – oder schon wieder – einen problematischen, vielleicht sogar esoterischen Beigeschmack, dem sich akademisch Gebildete nicht zu sehr aussetzen wollen? Fürchtet man eine Beschädigung der eigenen Seriosität, wenn man sich mit Hypnose beschäftigt, analog der Befürchtung eines Arztes 1887 nach einem Hypnose-Vortrag Albert Molls in der Berliner Medizinischen Gesellschaft: »Was jeder Schäferknecht macht, ist eines Arztes unwürdig« (Wolf-Braun 2000)? Hierfür gab und gibt es Hinweise. Das autogene Training (AT) ist heute ein allgemein anerkanntes Entspannungsverfahren (auch wenn es zunehmend von der achtsamkeitsbasierten Meditation abgelöst wird). Kaum noch jemand weiß, dass es J. H. Schultz 1932 aus der Hypnose abgeleitet und als autohypnotisches Verfahren konzipiert hat in seinen Bemühungen, eine »kleine Psychotherapie für das Volk« zu entwickeln, die möglichst von vielen auch zur Prophylaxe selbst angewandt werden kann. Ist Hypnose also ein »prekäres« Therapieverfahren?

Einige der Väter der Verhaltenstherapie (Wolpe 1972; Lazarus 1973, 1978) hatten keine Probleme, Hypnose anzuwenden und das auch so zu benennen bzw. zu begründen, wenn statt Hypnose das »motorisch-willkürliche« Verfahren der Progressiven Relaxation (PMR) eingesetzt wurde (Wolpe 1998). In den 1990er Jahren war auch bei uns eine verstärkte Integration von Hypnose und Verhaltenstherapie zu beobachten (Kossak 1990; Peter et al. 1991; Revenstorf 1991, 1996). Es hatten und haben auch einige Psychoanalytiker keine Scheu, Hypnose dann zu benutzen, dies so zu beschreiben und als Hypnoanalyse zu benennen, wenn sie es für indiziert erachtet haben (Lifschitz 1930; Wolberg 1945; Fromm 1965; Zindel 2009a, 2015b); sie stellen aber eine kleine Minderheit dar.[4]

---

4 In Deutschland können Psychoanalyse/Tiefenpsychologie und Hypnose nicht zusammen abgerechnet werden. Das hat historisch-definitorische Gründe: Hypnose wird in der GOÄ und EBM als »zudeckendes« (Suggestiv-) Verfahren angesehen und ist deshalb »inkompatibel« mit den »aufdeckenden« Verfahren von Psychoanalyse/Tiefenpsychologie.

Für den weiteren Verlauf ist es sinnvoll zu definieren, was heute unter den Begriffen Hypnose und Hypnotherapie bzw. den entsprechenden Adjektiven und Adverbien verstanden wird. Hypnose und Hypnotherapie können nämlich ganz Unterschiedliches bedeuten. Das ist zunächst abhängig von der Art der *Trance-Induktion*, also davon,

- ob überhaupt eine Tranceinduktion stattfindet oder nicht (auch wenn danach »hypnotherapeutisch«, »hypnosystemisch« oder mit anderen »hypnoaffinen«, d. h. von der Hypnose abgeleiteten, Techniken gearbeitet wird) und
- ob diese Tranceinduktion, wenn sie stattfindet, ganz explizit auf Hypnose hinweist (wie in der klassischen Hypnose), oder nur sehr indirekt (beispielsweise mit Hilfe der vielen indirekten oder beiläufigen Induktionstechniken à la Erickson), oder ob sogar zu verschleiern versucht wird, dass mit Hypnose gearbeitet wird (z. B. indem einfach nur Entspannung induziert oder zu einer Imaginationsübung eingeladen wird, um keine »Widerstände gegen die Hypnose« zu provozieren).

Die dann folgende Trance-Nutzung kann ebenfalls sehr unterschiedlich sein und ist davon abhängig,

- ob in der therapeutischen Arbeit danach nur einfache Suggestionen gegeben werden (wie in der traditionellen Suggestivhypnose bzw. in der ärztlichen Gebührenordnung vorgesehen), oder
- ob ganz explizit mit Trancephänomenen und den verschiedenen Strategien moderner Hypnotherapie gearbeitet wird (wie in der klassischen und Ericksonschen Hypnotherapie; vgl. Revenstorf und Peter 2015a), oder
- ob das beiläufige Erscheinen von Trancephänomenen, die auch nach Entspannungs- oder Imaginationsinduktionen auftreten können, vom Therapeuten beachtet und dann therapeutisch genutzt wird oder nicht, und
- ob im letzteren Fall die Patienten dann ausdrücklich auf diese Trancephänomene hingewiesen werden oder nicht.

Entsprechend kann man folgende Formen moderner Hypnotherapie unterscheiden:

- *Entspannungs-Hypnose:* Muskuläre Entspannung ist zwar keine zwingende Voraussetzung, einen Hypnosezustand zu erreichen, denn es gibt auch den Zustand der sog. Active Alert Hypnose auf dem Ergometer (Banyai und Hilgard 1976) und die weiter unten beschriebene Technik der hypnotischen Armlevitation benötigt ebenfalls eine Tonuserhöhung der Muskulatur. Entspannung ist aber sehr hilfreich, um die Außenwahrnehmung und Propriozeption zu vermindern oder ganz auszuschalten. Gary Elkins (2017b) hat die Technik der Tiefenentspannung durch hypnotische Suggestionen zu einer eigenen »Hypnotischen Entspannungstherapie« ausgebaut. In den meisten Hypnoseinduktionen kommt das Wort Entspannung in irgendeiner Form vor, meist dann, wenn früher von »hypnotischem Schlaf« die Rede war. Es gibt zwar Hinweise (Gandhi und Oakley 2005), dass man Hochsuggestiblen ausdrücklich sagen muss, dass sie sich nicht einfach nur entspannen, sondern in Hypnose gehen sollen. Entscheidend scheint aber die Interaktion zwischen Hypnotisierbarkeit und Kontext zu sein: Wenn der Kontext nicht als Hypnose, sondern als Entspannungstraining definiert ist, entspannen sich Mittel- und Hochhypnotisierbare gleichermaßen. Weist der Kontext jedoch auf Hypnose hin bzw. bezeichnet der Hypnotherapeut das so, so erleben sie eher einen Zustand, den sie als hypnotische Trance bezeichnen.

- *Imaginations-Hypnose:* Auch hier scheinen Hypnotisierbarkeit und Kontextmarker bestimmend zu sein – z. B. ob die Imagination bei einem Hypnotherapeuten oder bei einem Verhaltenstherapeuten stattfindet, ob eine als Hypnose identifizierbare Induktion vorausgeht oder nicht. Wenn nur eine geführte Imagination geboten und erwartet wird, hängt es wohl von der Hypnotisierbarkeit ab, wie lebendig (Kriterium der *Evidenz*) die Innenbilder (Lazarus 1979), v. a. aber wie stark die eigene Ich-Beteiligung relativ zu einer dissoziierten Autonomie der Vorstellungsbilder (Kriterium der *Unwillkürlichkeit*) erlebt werden. Sehr viele der heute gebräuchlichen Imaginationsskripte stammen aus der klassischen und/oder modernen

Hypnotherapie oder davon abgeleiteten Ansätzen wie z. B. dem katathymen Bilderleben (Leuner 1985; Ullmann 2009; Ullmann et al. 2017), werden aber häufig in nicht-hypnotischen Kontexten und ohne Hypnoseinduktion angewandt.

- *Indirekte Hypnose:* Milton Erickson entwickelte eine Reihe von sog. indirekten Techniken zur Hypnose-Induktion, welche u. a. auch verschiedene Aspekte sog. Alltagstrance nutzen. Damit sind Zustände mentaler Abwesenheit, Versunkenheit, Absorption oder Dissoziation gemeint, die im Alltag spontan auftreten und dann genutzt oder durch spezielle (hypnotische) Kommunikationstechniken unauffällig bzw. nebenbei induziert werden können. Sie können unter dem Oberbegriff »naturalistische Induktionen« zusammengefasst werden und sind in der modernen Literatur zur Hypnotherapie ausführlich beschrieben (Revenstorf und Freund 2015; Revenstorf et al. 2015).

All diesen und ähnlichen »sanften« bzw. indirekten Hypnoseinduktionen ist gemeinsam, dass sie ohne formale Tranceinduktion arbeiten und eher beiläufig bzw. gesprächsweise angewandt werden. Sie überlassen es dem Patienten, das Angebot zur Trance zu nutzen oder auch nicht; die Kontrolle über den Prozess liegt allein auf Seiten des Patienten – genauer: auf seiner Fähigkeit (Imaginationsfähigkeit, Hypnotisierbarkeit) und Bereitschaft (Compliance, Kooperationswilligkeit). Letztere kann zwischen Therapeut und Patient verhandelt werden und hängt stark von der therapeutischen Beziehung (dem hypnotischen »Rapport«) ab, erstere nur sehr bedingt (wir werden später noch ausführlicher auf das Thema Hypnotisierbarkeit und direkte bzw. indirekte Suggestionen zu sprechen kommen, ▶ Kap. 3.1.3). Im Unterschied zu formalen, klassischen Hypnoseinduktionen wird der Patient in der »indirekten Hypnose« nicht direkt aufgefordert, seine gewohnte Alltagskontrolle eine Zeit lang ruhen zu lassen, um anderen, unbewussten Kontrollinstanzen die Möglichkeit zu geben, zur Überwindung der Symptomatik aktiv zu werden. Wenn sich an der vertrauten Alltagskontrolle bzw. bewussten Ich-Beteiligung des Patienten nichts ändert, wenn er als rationales und einsichtiges Subjekt »auf Augenhöhe« behandelt wird, so gibt das ihm, vor allem aber auch dem Therapeuten, mehr Sicherheit.

- *Klassische Hypnose:* Anders ist es, wenn formal, d. h. ganz offensichtlich, eine hypnotische Trance induziert wird, welche die bewusste Autorschaft (Handlungskompetenz, engl: *agency*) des Patienten verringert, und wenn explizit mit hypnotischen Phänomenen gearbeitet wird, die seine allgemeine Realitätsorientierung und gewohnte Alltagswirklichkeit tangieren (und in einigen Aspekten sogar psychopathologischen Symptomen ähneln; s. u.). Auf diese klassischen hypnotischen Induktionstechniken und Phänomene legen die folgenden Kapiteln zunächst den Schwerpunkt; wir kommen aber immer wieder auch auf die indirekten Verfahren der sanften Hypnose zurück.
- *Suggestiv-Hypnose:* Die traditionelle, aus dem 19. Jahrhundert stammende Vorstellung besagt, dass man einer Person bestimmte Ideen »unterschieben« könne, wenn diese sich in einem unkritischen, weil schläfrigen, entspannten oder gar somnambulen »Trance«-Zustand befindet. Diese Idee ist grundsätzlich nicht falsch, in dieser simplen Form aber nur selten zu realisieren: Selbst wenn der Therapeut ganz präzise wüsste, was er einem individuellen Patienten als Suggestion vermitteln sollte, müsste dieser willens (compliant) und in der Lage (handlungskompetent) sein, diese Suggestion widerstandslos anzunehmen und ihr präzise Folge zu leisten (suggestibel bzw. hypnotisierbar), und sein »ökologisches« Gesamtsystem, d. h. sein innerer (unbewusste Schemata) und äußerer (systemischer) Kontext müsste bereit sein, diese Veränderung mitzutragen. Der Titel von Fürstenaus (2001) Buch: »Psychoanalytisch verstehen. Systemisch denken. Suggestiv intervenieren« ist eine Variante zu sagen, dass einfache, direkt gegen das Symptom gerichtete Suggestionen nur sehr begrenzt wirksam sind. Auf den therapeutischen Wert der Suggestion mit und ohne Trance gehen wir später genauer ein (▶ Kap. 5.2).

    Wenn früher (d. h. noch Anfang der 1980er Jahre) davon die Rede war, dass der Zustand der Hypnose es dem Therapeuten ermögliche, seine Suggestionen unter Umgehung des kritischen Bewusstseins (des »Widerstandes«) direkt im Unterbewusstsein bzw. Unbewussten zu plazieren, so ist das heute eine überholte Vorstellung. Allerdings ist eine Tranceinduktion auch heute noch wünschenswert, wenn darüber »der Input über die Sensorik und die üblichen Denkprozesse, das innere Geplapper, reduziert« werden kann (Kraiker 1985, S. 27), um den Patienten in einen aufmerksamen und achtsamen Bewusstseinszustand zu bringen. Das kann allerdings auch mit Hilfe von Entspannung, geleiteter Imagination und den anderen Techniken der »indirekten Hypnose« geschehen, wie oben beschrieben.

Man kann unabhängig von der Art der Hypnoseeinleitung nie sicher sein, ob der Patient oder Proband sich in eine mehr oder weniger tiefe Trance begibt und sein Alltagsbewusstsein hinter sich lässt (▶ Kap. 3), sich auf eine Imagination einlässt, sich nur entspannt oder völlig in seinem Alltagsbewusstsein verbleibt. Es gibt allerdings gewisse Hinweise körperlicher (z. B. Katalepsie) oder kognitiver Art (z. B. Amnesie oder Zeitverzerrung), die diese Unterscheidung erleichtern.

# 3 Wissenschaftliche und therapietheoretische Grundlagen

Wie schon die wissenschaftlichen Kommissionen 1784 in Paris festgestellt haben (Bailly 1784/2000), beruht Hypnose auf Imagination – zumindest zu einem so großen Teil, dass man Hypnotherapie grundsätzlich zu den imaginativen Verfahren rechnen kann. Von anderen imaginativen Ansätzen wie z. B. der katathymen imaginativen Psychotherapie (Ullmann 2009; Ullmann et al. 2017) und sonstigen »geführten« Imaginationen, die – wie dargestellt – auch in anderen psychotherapeutischen Ansätzen eine wichtige Rolle spielen, unterscheidet sich Hypnose aber dadurch, dass bei ihr auf die Prinzipien *Unwillkürlichkeit* und *Evidenz* (Peter 1994) Wert gelegt wird.

Nach klassischer Definition kann man Hypnose verstehen als die Kunst, imaginativ eine alternative Wirklichkeit zu konstruieren, die im Idealfall als Halluzination oder Illusion erlebt wird: Eine Person wird mit Hilfe eines hypnotischen Induktionsrituals in hypnotische Trance versetzt, d. h. in einen besonderen, vom Alltagserleben möglichst unterscheidbaren Zustand; dieser Trancezustand soll es der Person erleichtern, ihre Fähigkeiten zur hypnotischen Suggestibilität bzw. Hypnotisierbarkeit zu nutzen, damit sie eine *alternative Wirklichkeit* konstruieren kann. Das Erleben von *Evidenz* – in der englischen Literatur als *Verisimilitude* bezeichnet (Terhune et al. 2017) – und *Unwillkürlichkeit*, d. h. von subjektiv als »wirklich erlebter« Wirklichkeit und Zulassen von Fremdkontrolle, sind hierfür hilfreich, wenn nicht entscheidend. Je intensiver und evidenter diese alternative Wirklichkeit in Form hypnotischer Phänomene – Halluzinationen, Illusionen und automatischer bzw. »ideomotorischer« Handlungen – erfahren wird, umso größer ist die Wahrscheinlichkeit, dass *während* des Zustandes der Trance die normale Wirklichkeit ganz oder in Teilen ausgeblendet bzw. dissoziiert wird und auch noch *nach* der hypnotischen Trance Teile dieser alternativen Wirklichkeit in die Alltagswirklichkeit hinein- oder nachwirken (Peter 2015f).

## 3.1 Hypnose-Induktion

Nach angemessener Aufklärung über das Verfahren, Korrektur falscher Erwartungen etc. geht der therapeutischen Arbeit in Hypnose bzw. der »Therapie in Trance« meist eine sog. Induktion voraus, deren Ziel es ist, die Aufmerksamkeit und den Bewusstseinszustand des Patienten so zu verändern, dass er für die folgenden therapeutischen Ideen, Instruktionen und Suggestionen empfänglich ist. Die Form dieser Tranceinduktion ist abhängig (1) vom Therapeuten, seiner Einstellung und seinem Können, (2) vom Patienten, seiner Hypnotisierbarkeit und Erwartung sowie (3) vom Kontext (▶ Kap. 5.1) sowie der Indikation und Kontraindikation (▶ Kap. 7). Die Tranceinduktion kann zeitlich sehr unterschiedlich sein: Es ist durchaus möglich, dass nach ausführlichen permissiven und sehr indirekten, monologisierenden Induktionen erst nach 30 Minuten eine Armlevitation sichtbar wird, während diese mit Hilfe taktiler Unterstützung (Peter et al. 2014a) schon nach zwei Minuten erzielt und dann zur weiteren Trancevertiefung genutzt werden kann. Die von Zahnärzten bevorzugte »Turbo-Induktion« (Schmierer 2015) benötigt ebenfalls nur wenige Minuten, um bei einigen Patienten einen profunden Anästhesiezustand zu erzeugen. Wenn der Kontext eindeutig auf Hypnose hinweist, kann auf eine Induktion sogar ganz verzichtet werden: »So, nun machen wir Hypnose«, kann als Induktion dann völlig ausreichen (Krystek und Kumar 2016), ebenso wenn in einer Psychotherapie über längere Zeit explizit mit Hypnose gearbeitet wird.

Gewöhnlich wird der Patient zunächst instruiert, sich körperlich und geistig zu entspannen, achtsam zu sein und seine nach außen gerichtete Aufmerksamkeit nach innen zu fokussieren. Physiologisch bedeutet das, von einem ergotropen in einen trophotropen Zustand zu gelangen – J. H. Schultz (1932) nannte das »organismische Umschaltung« –, in dem eine beruhigende parasympathische Aktivität vorherrscht und deshalb womöglich das »System sozialen Engagements« (Porges 2010) zum Tragen kommt. Im 19. Jahrhundert und in Bühnenhypnosen auch heute noch wurde bzw. wird der Patient auch aufgefordert »einzuschlafen«, d. h. seine allgemeine Realitätsorientierung zu lockern oder ganz aufzugeben. Bei hoher Compliance und Hypnotisierbarkeit kann die Tranceinduktion sehr direkt sein und die jeweiligen Instruktionen können ganz direktiv gegeben werden: »Entspannen Sie sich, achten Sie auf meine Worte und gehen Sie tiefer und tiefer in Trance...« Hierauf folgen klassische Induktionsrituale aus dem Gebiet der motorisch-kinästhetischen Phänomene wie Lidschluss, Katalepsie oder Armlevitation. Mit diesen Instruktionen – die in der Hypnose »Suggestionen« genannt werden, was eher traditionelle denn inhaltliche Gründe hat (Weitzenhoffer 1974, Peter 1996) – wird der Patienten aufgefordert, nichts mehr aktiv zu tun, sondern *unwillkürliche* Reaktionen *passiv-rezeptiv* zuzulassen: die Augen nicht willkürlich zu schließen, sondern zu warten, bis sie sich auf die Suggestionen des Hypnotherapeuten hin von selbst schließen; den Arm nicht aktiv zu heben, sondern zu warten, bis er sich von alleine hebt. Diese »Einführung in die Unwillkürlichkeit« soll dem Patienten helfen, seine »Autorschaft«, d. h. sein gewohntes Alltags-Ich ruhen zu lassen, seine vertraute Handlungskontrolle aufzugeben, seine allgemeine Realitätsorientierung zu verlassen, sich auf seine »Innenwelt« zu konzentrieren und mit seinem »Unbewussten« (s. u.) Kontakt aufzunehmen.

Für Patienten mit nur mittlerer Hypnotisierbarkeit sowie mit Konzentrations- oder Aufmerksamkeitsschwächen sind erfahrungsgemäß statt direkter Instruktionen und Suggestionen die vielen permissiven und indirekten Kommunikationstechniken aus der Ericksonschen Hypnotherapie hilfreich: »Sie können sich jetzt gleich oder später, schnell oder langsam mehr und mehr entspannen und müssen nicht mehr auf meine Stimme hören, sondern können Ihrer eigenen Stimme folgen und ganz auf Ihre Weise einen Weg finden, tiefer und tiefer in Trance zu gehen ...« Aber auch mit permissiver Sprache kann zur Unwillkürlichkeit aufgefordert werden: »Vielleicht spüren Sie eine gewisse Leichtigkeit eher im linken als im rechten Arm und Sie fragen sich, wann die Hand beginnt sich zu heben und der Arm dann von alleine nach oben geht ...«

Permissivität ist also nicht das wesentliche Kriterium von indirekter Hypnose. Sie bietet dem (mittelsuggestiblen) Patienten nur mehr Optionen und gibt ihm v. a. mehr Zeit, die Suggestionen auf eigene Weise umzusetzen. Wesentlich für indirekte Hypnose ist Folgendes: Ähnlich wie in anderen imaginativen bzw. allgemein in anderen psychotherapeutischen Verfahren, wird in der indirekten Hypnose kein demonstrativer Versuch unternommen, die Autorschaft des Patienten zu verändern. Er hat mehr oder weniger das Gefühl, dass er es ist, der Inhalt und Verlauf einer Imagination bzw. sein Verhalten ganz allgemein kontrolliert (mit Ausnahme der noch nicht »kontrollierbaren« Symptomanteile). Diese Inszenierung einer auch in Hypnose weiterbestehenden Selbstbestimmung wird dann hervorgehoben, wenn eine geänderte Autorschaft bzw. Handlungskontrolle entweder (1) explizit vermieden werden soll, weil die Arbeit mit dem »Unbewussten« und schon der Begriff als problematisch angesehen wird und auf eine bewusste Selbstkontrolle ausdrücklich Wert gelegt wird, wie in der »hypnosystemischen Therapie« (Schmidt 2016), (2) wenn explizite Kontraindikationen dagegensprechen und/oder (3) wenn die Hypnotisierbarkeit des Patienten für eine explizit »hypnotische« Behandlung nicht ausreicht. Gelegentlich sind Patienten dann aber enttäuscht, weil sie andere Erwartungen an eine »echte« Hypnose hatten.

Anders sind die Verhältnisse in der klassischen Hypnose. Ein temporärer Verzicht auf die eigene Autorschaft und Handlungskompetenz bzw. das persönliche Verursachergefühl (engl. *sense of agency)* gehört hier offensichtlich zum kulturellen Erbe des abendländischen Hypnoseskripts. André Weitzenhoffer (1980) sprach in diesem Zusammenhang vom *klassischen Suggestionseffekt*. Im Englischen wird zur Bezeichnung dieser Erfahrung gelegentlich ganz explizit von »Fremdkontrolle« (*alien control*) gesprochen (Blakemore et al. 2003).

Wer übernimmt nun aber die Kontrolle, die Patienten für die Zeitspanne aufgeben, in der sie in Hypnose sind? Während einer Bühnenhypnose ist das offensichtlich der Bühnenhypnotiseur, denn die Hypnotisierten folgen scheinbar willenlos dessen (oft abstrusen oder gar demütigenden) »Befehlen«. Auch im Modell der traditionellen Suggestivhypnose schien die Kontrolle beim hypnotisierenden Arzt gelegen zu haben; der Zustand der hypnotischen Trance wurde hier als eine Art »Sedativum für das Bewusstsein« (Peter 2009) angesehen, um die therapeutischen Suggestionen vor der Kritik und dem Zweifel eines kritischen Bewusstseins zu bewahren. Dass eine solche Auffassung von geringem Wert für die Psychotherapie ist, hatte bereits Freud (1890) festgestellt, als er die sehr begrenzte Wirksamkeit von direkten, nur das Symptom verneinenden Suggestionen beklagte.

Milton Erickson war nicht der erste[5], wohl aber der Prominenteste, der diese Vorstellung um die Mitte des vorigen Jahrhunderts korrigiert hat: Im heutigen Verständnis von Hypnose und Hypnotherapie verbleibt die Kontrolle bei den Patienten, jedoch nicht bei den hilflosen Schemata ihrer neurotischen oder psychosomatischen Ich-Anteile; vielmehr wird diese Kontrolle unbewussten kreativen und kompetenten Anteilen zugeschrieben, die in der Ericksonschen Terminologie üblicherweise mit der Metapher des »Unbewussten« als eine spezielle Variante des »therapeutischen Tertiums« (Peter 2015k) umschrieben werden.

Um mit dem Unbewussten in Kontakt zu kommen, »auf Augenhöhe mit dem Unbewussten« zu sein und dessen Ressourcen nützen zu können, ist es aber nötig, dass Patienten ihre dysfunktionalen Kontrollschemata des Alltags eine Zeitlang ruhen lassen, um sich in Trance mit neuen, unwillkürlichen, unbewussten und deshalb noch ungewohnten Fähigkeiten zur Kontrolle vertraut zu machen. Das ist Sinn und Zweck einer Trance-Induktion. Die scheinbare Fremdkontrolle dient in der Hypnotherapie also ausschließlich dem Erlernen einer erweiterten Selbstkontrolle und verbesserten Handlungskompetenz – ähnlich dem Freudschen »Wo Es war soll Ich werden«. Die Instrumente der klassischen Hypnose für diesen Kontakt mit dem Unbewussten sind insbesondere die motorisch-kinästhetischen Phänomene. Zu ihnen gehören Katalepsie und paretische Handlungshemmungen sowie ideomotorische Handlungen wie z. B. Lidschluss oder Handlevitation.

Diese motorisch-kinästhetischen Phänomene können von den meisten Personen zustande gebracht werden, erfordern also kein hohes Maß an hypnotischer Suggestibilität. Der psychotherapeutische Nutzen einer Ganzkörperparese (die Patienten sitzen über längere Zeit völlig bewegungslos) kann zunächst ganz grundsätzlich darin gesehen werden, dass mit der motorischen Inhibition und der zusätzlich noch durch Lid-

---

5 Vgl. z. B. Oskar Vogts »fraktionierte Induktion« (Brodmann 1898, S. 273), Straus' (1925) Konzept der »Wir-Bindung«, Klumbies' (1952) »Ablationshypnose« oder Kretschmers (1959) »gestufte Aktivhypnose«.

schluss erzeugten sensorischen Deprivation die Imaginationsfähigkeit erhöht, die Absorption vertieft und so die Konstruktion einer alternativen Wirklichkeit erleichtert wird. Es werden so die äußeren Bedingungen für klassisches (Pawlowsches) Konditionieren geschaffen, d. h. für psychophysiologische und affektive Lernprozesse (Kraiker 1991). Bewegungslosigkeit kann natürlich auch willkürlich durch Instruktion oder Entspannung erzeugt werden. Hypnotisch erzeugte Katalepsie und Parese führen aber ganz spezifisch zur Erfahrung, dass die gewohnte Willkürmotorik ausgesetzt ist (der Arm kann nicht mehr bewegt werden), und dass stattdessen Handlungen unwillkürlich geschehen, die durch bloße Vorstellungen ideomotorisch gesteuert werden können oder die idiomotorisch[6] völlig außerhalb der eigenen Kontrolle zu liegen scheinen, keinerlei bewusste Anstrengung erfordern und deshalb der Kontrolle unbewusster Ich-Anteile zugeschrieben werden müssen. Dass es sich bei diesen »unbewussten Ich-Anteilen« um andere Prozesse als nur um absichtlich und bewusst erzeugte Simulationen handelt, konnte in verschiedenen hirnphysiologischen Untersuchungen nachgewiesen werden, beispielsweise von Cojan et al. (2009) (▶ Kap. 3.2.3). So können unbewusste Ressourcen als das noch scheinbar Fremde im eigenen Bewusstsein kennengelernt, akzeptiert und nutzbar gemacht werden. Ideo- und Idiomotorik kann man so als eine Art der »Kommunikation mit dem Unbewussten« bezeichnen (Peter 2006a). Mit passenden Ritualen wie z. B. Armlevitation oder Fingersignalisieren wird die Wahrscheinlichkeit erhöht, Informationen aus impliziten, insbesondere episodischen und prozeduralen Gedächtnisspeichern zu erlangen. In der heute gebrauchten Form gehen diese ideomotorischen Rituale auf Erickson (1961/1995) und Cheek (1994) zurück.

Weil die Metapher des Unbewussten, die Frage nach einem speziellen Trancezustand sowie die der Hypnotisierbarkeit grundlegend für

---

6 Peter (2006a) hat zusätzlich zu dem in der Literatur gebräuchlichen Begriff *ideo-motorisch* den Ausdruck *idio-motorisch* eingeführt, um z. B. bei der Handlevitation unterscheiden zu können, ob sie durch entsprechende Imaginationen (Luftkissen, Heliumballon) noch mehr oder weniger ich-gesteuert ist oder völlig von selbst (»idio«) geschieht und so einer Steuerung durch das Unbewusste übertragen werden kann.

das Verständnis von klassischer Hypnose und hypnotherapeutischer Arbeit sind – im Unterschied zu anderen imaginativen Verfahren –, sollen diese drei Themen zunächst detaillierter besprochen werden.

## 3.1.1 Zum Begriff des Unbewussten in der Hypnotherapie

In Kapitel 1 haben wir darauf hingewiesen, dass der Begriff des Unbewussten im Rahmen des romantischen Somnambulismus um 1800 auftauchte und seitdem in der Geschichte der Hypnose und Psychotherapie eine sehr wechselvolle Geschichte erlebt hat (Peter 2009, ▶ Kap. 1). Wie aus vielen verstreuten Zitaten zu erschließen ist, benutzte Milton Erickson den Begriff »Unbewusstes« in zweifacher Weise: einmal als Metapher für das Gute, Kreative und Hilfreiche im Menschen und dann ganz konkret als Bezeichnung für die Gesamtheit der Erinnerungsspuren.

In der Gedächtnisforschung unterscheidet man neben dem sehr kurzen sensorischen Gedächtnis und dem vorübergehenden Kurzzeitgedächtnis verschiedene Langzeitspeicher, die für die Psychotherapie relevant sind (Revenstorf 1996, 2017). Das *explizite* Gedächtnis umfasst das semantische, lexikalische bzw. deklarative Wissen. Dieser *Wissens*-Speicher ist für die Psychotherapie relativ unwichtig. Er beinhaltet aber auch Teile des *Erlebens*-Speichers, nämlich der *episodischen* Erinnerungen, die narrativ wiedergegeben werden können, falls sie bewusst werden. Episodische Erinnerungen sind auch Teile der Autobiografie; sie tauchen manchmal spontan auf und werden vergessen oder sogar blockiert (dissoziiert oder verdrängt), wenn sie zu sehr mit negativen Affekten belastet sind. Sinn und Zweck der expliziten Induktion einer hypnotischen Trance ist es u. a. auch, einen erleichterten Zugang zu den Inhalten der individuellen Erfahrungen bzw. des episodischen Gedächtnisses zu erhalten, wenn nötig und möglich auch noch zu den Inhalten der im Körpergedächtnis gespeicherten impliziten Erinnerungen.

Viel umfangreicher als das explizite ist das *implizite* Gedächtnis, das auf vielen *Körper*ebenen eingraviert ist. Es besteht aus Gedächtnisspuren, die durch wiederholte – auch subliminale – Wahrnehmungen (*Priming*) und durch Reiz-Reaktions-Verknüpfungen (*klassische Konditionierung*) entstanden sind oder durch Übung und Erfolg (*operante Konditionierung*) erworben wurden. Viele Inhalte des impliziten Gedächtnisses lassen sich nicht leicht in Worten ausdrücken oder entziehen sich dem Bewusstsein ganz. Dazu gehören neben physiologischen Reaktionen auch konditionierte Immun- und Hormonreaktionen; ihnen kann man sich nur über metaphorische bzw. symbolische Bebilderungen annähern (Häuser 2015; Krutiak 2015). *Prozedurale* Muster gehören ebenfalls zum impliziten Gedächtnis, wie propriozeptive (kinästhetische) Muster oder somatische Erfahrungen, die interozeptiv abgespeichert sind (Atmungsmuster, Herzratenvariabilität, vagaler Tonus, Empfindungen der inneren Organe, Schmerzgedächtnis). Das Körpergedächtnis kann auch taktil oder haptisch sein, d. h. Berührungen betreffend. Darüber hinaus gehören zum impliziten Gedächtnis Gehörs-, Geschmacks- und Geruchs-Erfahrungen sowie komplexe bildlich-szenische Eindrücke, die zum großen Teil nie verbalisiert werden, es sei denn in der Literatur wie z. B. in Prousts »Auf der Suche nach der verlorenen Zeit« oder in Goethes »Die Leiden des jungen Werther«.

Das *autobiografische* Gedächtnis beinhaltet Muster und Szenen aus der Vergangenheit und ist durchsetzt mit Gedächtnisspuren auf allen Ebenen: mit Bildern, affektiven Mustern wie Schreckreaktionen, gut eingeübten motorischen Abläufen und daraus resultierenden Körperhaltungen, Gesten, Besonderheiten des Atems und der Stimme sowie physiologischen oder biochemischen Zuständen. Es sind die genannten interozeptiven und propriozeptiven somatischen Marker, die in der narrativen Darstellung von Erinnerungen kaum berichtet werden, in hypnotischen Altersregressionen hingegen schon zum Ausdruck kommen. Während die Episoden aus dem Erlebensspeicher spontan bewusst werden können bzw. in hypnotischer Altersregression gezielt evoziert werden können, ist das prozedurale und somatische Gedächtnis immer da und z. T. im körperlichen Ausdruck wie Körperhaltung und Mimik oder in psychosomatischen oder somatoformen Symptomen erkennbar. Meist bleibt es dem Patienten in seiner Selbstwahrnehmung bzw. Ich-Perspektive jedoch verborgen. Die Einnahme einer Be-

## 3.1 Hypnose-Induktion

obachterperspektive und hypnotherapeutische Stellvertretertechniken (Bongartz und Bongartz 2015; Meiss 2015c; Peter 2015b) können helfen, den Patienten auch solche Muster erkennen zu lassen. Der Zustand der hypnotischen Trance macht solche Techniken und Strategien der Bebilderung und Symbolisierung in vielen Fällen überhaupt erst möglich.

Vor dem dritten Lebensjahr ist eine autobiografische Zuordnung von Erfahrungen im Allgemeinen nicht möglich, weil die dazu nötigen Hirnstrukturen noch nicht ausgebildet sind (Roth 2001). Tauchen in hypnotischer Trance solche »Erinnerungen« dennoch auf, so sollten sie eher als die »Verkörperung« semantischer Informationen von Familienmitgliedern gesehen werden oder – ähnlich wie in psychodynamischen Therapien, durch hypnotische Trance nun allerdings potenziert – als Sinnstiftungen bzw. Bedeutungszuschreibungen interpretiert werden. Das gilt speziell für sog. hypnotische »Reinkarnationen«.

Bestimmte Arten, sich in Beziehungen zu erleben und zu verhalten, werden vorsprachlich abgespeichert, bleiben als affektmotorische Schemata oft ein Leben lang unbewusst, führen aber dazu, dass die Gegenwart in Mustern der Vergangenheit erlebt wird, und manifestieren sich meist unbewusst in Formen von Übertragung und Gegenübertragung (▶ Kap. 4.2). Statt sie wie in der Psychoanalyse zu reinszenieren, können sie in hypnotherapeutischen Altersregressionen direkt reaktiviert und unter Anleitung des Therapeuten modifiziert werden.

Schüler und Nachfolger Ericksons neigen dazu, das Unbewusste für eine psychische Instanz zu halten, die immer wohlwollend und weise zur Seite steht, wenn man mit dem Verstand nicht weiterkommt. Damit greifen sie Ericksons metaphorische, humanistisch konnotierte Bedeutung des Begriffs Unbewusstes auf. Für eine solche euphemistische, d. h. nur positive Einschätzung des Unbewussten besteht hingegen kein Grund, wenn man die seelischen Abgründe bedenkt, die bei manchen Menschen bestehen oder durch entsprechende Kontextmanipulationen erzeugt werden können (Zimbardo 2008). Das Unbewusste als Langzeitspeicher enthält ein Reservoir von Erinnerungen, die ebenso destruktiv wie konstruktiv sein können. Um sich auf ein nur positives Unbewusstes beziehen zu können, müssen hinreichend positive und hilfreiche Erfahrungen entweder in der Biografie vorhanden sein und in einem *evidenten* Sinne erfahrbar gemacht werden können, oder in einer stabilen therapeutischen Beziehung (meist in einer Langzeittherapie) erst erworben werden (Zindel 2015a). Das heißt, dass die Metapher eines positiven Unbewussten bei schweren Persönlichkeitsstörungen, die auf frühkindliche Vernachlässigung oder Traumatisierung zurückgeführt werden können (z. B. bei Borderline- oder narzisstischen Störungen) nur mit Vorsicht, wenn überhaupt angewandt werden sollte (▶ Kap. 4.4). In Fällen »normaler« neurotischer oder psychosomatischer Störungen hingegen wird in der Hypnotherapie das Unbewusste häufig wie eine dritte Person, als »therapeutisches Tertium« (Peter 2015k), in den Therapieraum »eingeladen«, um bei der Problemlösung zu helfen, weil der Patient in seinem demoralisierten und hilflosen Zustand nicht darauf vertraut, dass er selbst bzw. sein (Alltags-) Bewusstsein über die nötige Selbstwirksamkeit zur Heilung verfügt und sein bewusstes Alltags-Ich wie eine »Echokammer« wirkt, in der ihm nur die immer gleichen dysfunktionalen Lösungsvorschläge reflektiert werden.

## 3.1.2 Die Frage nach einem speziellen Trancezustand

Die Induktion eines hypnotischen Trancezustandes (früher und auch heute noch in Bühnenhypnosen als »hypnotischer Schlaf« bezeichnet) wurde noch von dem »frühen« Bernheim als notwendig für die Annahme und Ausführung der anschließend gegebenen hypnotischen Suggestionen angesehen. Es wurde angenommen, dass der (Bewusstseins-) Zustand der Hypnose zu einer Art Hypersuggestibilität führe, also die mehr oder weniger vorhandene sog. imaginative oder Wach-Suggestibilität steigern würde. Schon der »späte« Bernheim (1917) ließ diese Annahme, dass Hypnose wichtig sei, fallen: *»Il n'y a pas d'hypnotisme, il n'y a que de la suggestibilité et tout le monde est suggestible dans une certaine mesure«* (»Es gibt keinen Hypnotismus, es gibt lediglich die Suggestibilität, und jedermann ist in gewissem Maße suggestibel«, S. XV). 16 Jahre später bezog sich der amerikanische Hypnoseforscher Clark Hull aufgrund seiner intensiven Studien (an denen auch Milton Erickson als Student teilgenommen hatte) wieder auf den »frühen« Bernheim und die Notwendigkeit einer Hypnoseinduktion: »The only thing which seems to characterize hypnosis [...] is its generalized hypersuggestibility. That is, an increase in suggestibility takes place upon entering the hypnotic trance« (Hull 1933, S. 391). Dieser sog. *Zustandstheorie* schloss sich – nach ebenfalls umfangreichen Hypnose-Studien – der amerikanische Lern- und spätere Hypnoseforscher Ernest Hilgard (1965) an. Ihm folgen bis heute eine ganze Reihe von Hypnosepraktikern und Hypnosetheoretikern: Die Induktion eines Hypnosezustandes ist wichtig, um die Empfänglichkeit für Suggestionen zu erhöhen.

Aber auch die sozialpsychologischen bzw. soziokognitiven Vertreter der sog. *Nicht-Zustandstheorie* halten eine explizite Tranceinduktion für zweckmäßig. Damit würden Absorptions- und Imaginationsfähigkeit erleichtert, v. a. aber könnten so gezielt die Erwartungen der Hypnoseprobanden und -patienten geformt werden – entsprechend dem soziokulturell geprägten Hypnoseskript unserer westlichen Welt. Ähnlich dem »späten« Bernheim glauben sie jedoch nicht, dass durch eine Tranceinduktion ein besonderer »hypnotischer« Bewusstseinszustand induziert würde.

Weitzenhoffer und Sjoberg (1961) sowie Barber und Glass (1962) konnten nachweisen, dass die Induktion eines Hypnosezustandes tatsächlich einen Gewinn für die nachfolgenden Suggestionen bietet, wenn auch keinen sehr großen. Dieses Ergebnis war von dem Zustandstheoretiker Weitzenhoffer zu erwarten, nicht jedoch von dem Nicht-Zustandstheoretiker Theodore Xenophon Barber, weshalb von Letzterem schon im gleichen Jahr (Barber und Calverley 1962, 1963) gegenteilige Ergebnisse vorgelegt wurden: Der scheinbare Gewinn an Suggestibilität sei nicht der Hypnoseinduktion, sondern dem Faktor Aufgabenmotivation zuzuschreiben. Dem widersprachen die Zustandstheoretiker Hilgard und Tart (1966) mit einer erneuten Untersuchung, welche wiederum von Barber und Calverley (1968) gekontert wurde.

So ging der Disput der beiden Schulen über Sinn und Unsinn der Induktion eines speziellen Trancezustandes etwa zwei Jahrzehnte weiter, ohne dass er für die eine oder andere Seite entschieden werden konnte, bis ein anderer Vertreter der Nicht-Zustandstheorie, Irving Kirsch, eine wegweisende Untersuchung vorlegte: Braffman und Kirsch (1999) zeigten, dass die Induktion einer Hypnose insgesamt einen zwar moderaten, aber doch signifikanten Effekt auf die allgemeine bzw. imaginative oder Wach-Suggestibilität hatte. Bei 46 % der Probanden führte die Hypnoseinduktion zu einer Verbesserung der Suggestibilität (bei einigen von diesen sogar zu einer bedeutsamen Steigerung); bei 29 % der Probanden hatte die Tranceinduktion keinen und bei 25 % einen negativen Effekt. Da in dieser Studie nicht die übliche Vorselektion nach Hypnotisierbarkeit vorgenommen wurde, kann man heute durchaus annehmen, dass es sich bei diesen letzten 25 % um niedrig oder gar nicht hypnotisierbare Probanden gehandelt hat, auf die sich erfahrungsgemäß eine Hypnoseinduktion in der Tat nicht oder sogar negativ auswirkt. Immerhin zeigte sich bei beinahe der Hälfte ein positiver Effekt der Tranceinduktion in Richtung Hypersuggestibilität.

Dass nicht allein ein Induktionsritual, sondern auch dessen spezielle Benennung als Hypnose eine wichtige Rolle für die nachfolgenden hypnotischen Reaktionen spielen, konnten Gandhi und Oakley (2005) feststellen: Die Induktion produzierte eine nur moderate Verbesserung der Suggestibilität, wenn sie als »Entspannung« bezeichnet wurde, hingegen eine signifikante Steigerung, wenn sie explizit als »Hypnose« benannt wurde. Weil auch in dieser Studie nicht nach Suggestibilität vorselektiert worden war, bezieht sich diese Verbesserung der Suggestibilität auf die ganze Bandbreite der Niedrig- bis Hochsuggestiblen, und man kann vermuten, dass das Ergebnis noch besser ausgefallen wäre, wenn die Niedrigsuggestiblen nicht mit einbezogen worden wären, denn diese reagieren teilweise mit Reaktanz auf das Wort Hypnose (Lynn et al. 1991; Csako und Mészáros 2002).

Es gibt also Hinweise, dass es sinnvoll ist, sich um die Induktion eines hypnotischen Trancezustandes zu bemühen. Gibt es den überhaupt, und wenn ja, was ist sein Wesen und seine Funktion? Zwei Ebenen sind hierbei zu unterscheiden: die inter-individuelle und die intra-individuelle.

## Die gemeinsame Trance: Hypnose inter-individuell

Hypnose ist eine Interaktion zwischen Menschen, eine Co-Kreation, und beruht somit auf Konventionen, die dem soziokulturellen Kontext und der konkreten Situation entsprechend immer wieder neu verhandelt werden müssen (▶ Kap. 5.1). Auf diese Wandelbarkeit der hypnotischen Rituale haben wir im Eingangskapitel zur Geschichte schon hingewiesen. Vorstellungen darüber, ob eine physikalische oder eine psychische Energie übertragen wird, ob der entsprechende hypnotische Rapport eine machtvolle oder sanfte Interaktion darstellt und viele andere Vorstellungen von Hypnose sind dem Wandel der Zeit unterworfen. Mit Blick auf die Geschichte sei auf die Obrigkeits-Untertanen-Mentalität in der Zeit des Wilhelminischen Kaiserreiches verwiesen, in der autoritäre Suggestionen völlig selbstverständlich waren, ähnlich wie später im Ersten und Zweiten Weltkrieg zur Behandlung der »Kriegsschüttler« in den Militärlazaretten. Auch Bernheim und Liébeault konnten bei ihren Patienten in Nancy, in der Mehrzahl einfache Arbeiter, Landarbeiter und Soldaten, noch mit einfachen, direkten Suggestionen arbeiten; ihre »Einzelbehandlung vor der Gruppe« (die später von Erickson und beispielsweise auch von Fritz Perls in seinen Gestalttherapiegruppen wieder reinszeniert wurde) verstärkte zusätzlich den Imitationseffekt (der schon 1784 von den Pariser Kommissionen als Faktor festgestellt worden war) und definierte so durch Modelllernen die Rolle eines »guten« Hypnotisierten.

Dieses Rollenskript, das er bei Bernheim in Nancy kennengelernt hatte, passte nicht mehr zu Freuds gutbürgerlichem Klientel in Wien. Da er seine meist weiblichen Patienten um 1900 zu Hause besuchte, fehlte ihm zudem der Effekt der Imitation. Bereits 1913 formulierte der Freud-Schüler Sandor Ferenczi ein etwas differenzierteres, dichotomes Konzept, das – dem damaligen Rollenklischee der noch existierenden Donaumonarchie und des wilhelminischen Kaiserreichs folgend – zwei grundsätzlich unterschiedliche hypnotische Interaktionsmuster postulierte: Das der »Vaterhypnose« beschreibt das traditionelle autoritäre Muster, »Mutterhypnose« hingegen bezeichnet eine einfühlsame und fürsorgliche Interaktion zwischen Hypnotiseur und Patient. Ersteres beruht auf Angst und Unterwerfung, letzteres auf Liebe und Zuwendung. Varga et al. (2008) fanden in einer ihrer Untersuchungen, dass sich diese beiden Stile auch gut im subjektiven Erleben von hypnotisierten Probanden und hypnotisierenden Forschern widerspiegelten: je »mütterlicher« der Stil, umso emotionaler und spielerischer – aber auch ein wenig angestrengt – war die enge

Kooperation zwischen beiden; zudem fühlten die Hypnotisierenden eine größere Nähe zu den Hypnotisierten. Dies alles war beim »väterlichen« Stil nicht der Fall, hier fehlten Emotionalität, Nähe- und Zusammengehörigkeitsgefühl. Die objektiven Hypnosereaktionen der Hypnotisierten jedoch waren nicht unterschiedlich, auch nicht ihr Gefühl der Bewusstseinsveränderung, welches durch die Hypnoseinduktion erzeugt werden sollte. Diese und ähnliche Untersuchungen der Forschergruppe um Eva Bányai (2002) zur dyadischen Harmonie haben wiederholt die Unterschiede in den Stilen beschrieben, den hypnotischen Rapport zu gestalten, was für die psychotherapeutische Arbeit mit Hypnose von großer Relevanz ist. In ihrem jüngsten Untersuchungsergebnis fanden Varga und Kekecs (2015) Hinweise, dass Hypnotisierende vermehrt dann Oxytocin produzierten, wenn sie Probanden hypnotisierten, die wenig oder schlechte emotionale Erfahrungen mit ihren Eltern hatten (was erst nach der Hypnoseinduktion erhoben wurde, den Hypnotisierenden vorher also nicht bekannt war). Wenn dieses Ergebnis repliziert werden kann, ist es ein weiterer Hinweis, dass im hypnotischen Rapport eine besondere interaktionale Harmonie entstehen kann, welche auch scheinbar außergewöhnliche Wahrnehmungen ermöglicht. Ähnliche Erfahrungen wurden seit dem frühen romantischen Somnambulismus immer wieder berichtet, beispielsweise von Friedrich Nasse:

> »Alle Erscheinungen des magnetischen Somnambulismus, die sich auf das Verhältnis der einwirkenden Person zu der den Einfluß empfangenden beziehen, deuten auf eine innige Vereinigung des Geisteslebens der ersteren mit dem Geistesleben der letzteren [hin...]. Was die letztere Person gebietet, ohne es auszusprechen, das Gebot nur im Geiste wollend, das verrichtet die erstere.« (Nasse 1817, S. 13)

Ähnlich sah Friedrich Hufeland im »thierischen Magnetismus die innigste Verbindung, welche unter lebenden Individuen durch Sympathie erzeugt werden kann« (Hufeland 1811, S. 107). Eine Interaktion »auf Augenhöhe«, d. h. zwischen zwei erwachsenen Personen in einem rationalen Diskurs, war und ist in der klassischen hypnotischen Interaktion nicht vorgesehen. Um im Bild zu bleiben, könnte man hier eher davon sprechen, dass sich Hypnotherapeut und Patient zusammen »auf Augenhöhe mit dem Unbewussten« des Patienten begeben.

Nur der Vollständigkeit halber soll noch der analoge Begriff der »Geschwister-Hypnose« genannt werden. Er wurde von der Hypnoanalytikerin Erika Fromm (1968) eingeführt, allerdings zur Bezeichnung eines problematischen Gegenübertragungsstils, in dem Patient und Therapeut sich zueinander rivalisierend verhalten (Peter 1992).

Einige Studien untersuchten auch, ob es einen Unterschied macht, ob die Hypnoseprobanden in Experimenten wie gewöhnlich möglichst sachlich-neutral behandelt werden oder ob sie freundlich als aktive »Mitarbeiter« angesehen werden, was dem »auf Augenhöhe«-Bild noch am ehesten nahekommt. Das subjektive Gefühl während der Hypnose war im letzten Fall zwar besser und diese Probanden fühlten sich auch tiefer in Trance, die objektiven Testdaten unterschieden sich aber nicht von denen der ersteren Gruppe, wie beispielsweise McConkey und Sheehan (1980) feststellen konnten.

Zusammengefasst besagen diese und eine Reihe ähnlicher Ergebnisse, dass die subjektive Befindlichkeit während der Hypnose sehr von der Art der Interaktion, also der speziellen Gestaltung des hypnotischen Rapports, abhängt (▶ Kap. 4 und ▶ Kap. 9). Das hat weitreichende Implikationen für die psychotherapeutische Anwendung und ist relevant für jede Form von indirekter Hypnose, wie sie seit den 1970er Jahren von den jüngeren Schülern Ericksons ausführlich beschrieben wurden. Die objektiven Reaktionen, also die Produktion hypnotischer Phänomene, sind davon allein aber nicht direkt betroffen; diese hängen offensichtlich von anderen Faktoren ab.

### Die individuelle Trance: Hypnose intra-individuell

»*Hypnosis is not a ›state‹ of any kind.*« Mit diesem apodiktischen Statement läutete Theodore Xenophon Barber (1958, S. 115) eine heftige und langandauernde Auseinandersetzung in der jüngsten Hypnosegeschichte ein, eine »needlesly vociferous debate« (Kirsch 2011a, S. 353). Natürlich erinnert das an des »späten« Bernheims (1917) »*Il n'y a pas d'hypnotisme*« (»Es gibt keinen Hypnotismus«), woraufhin – wie eben schon dargestellt – eine ganze Reihe von sozialpsychologisch bzw. soziokognitiv ausgerichteten Nicht-Zustands-Theoretikern postulierten: Es gibt keinen speziellen, objektivierbaren Hypnose- oder

Trance-Zustand. Entsprechende Behauptungen von Probanden oder Patienten beruhen auf subjektiven Empfindungen bzw. sind Fehlattribuierungen: Faktoren des Rollenspiels (hier klingt wieder die Imitationsthese von 1784 an) und der Aufgabenmotivation (Spanos und Coe 1992), der Einstellung, Haltung und Erwartung (Kirsch 1985), der Meta-Kognition (Dienes 2012) und ähnliche allgemeinpsychologische Faktoren reichen aus, das Geschehen unter Hypnose zu erklären. Die Annahme eines besonderen Hypnosezustandes ist unnötig und irreführend. Nach dem Tod von Nicholas Spanos 1994 sind die beiden wichtigsten Vertreter dieses soziokognitiven Ansatzes Steven Lynn und Irving Kirsch (Lynn et al. 2008).

Dem stand die Position der Zustands-Theoretiker gegenüber, die von Ernest Hilgard (1989) und Kenneth Bowers (1989) angeführt wurden: In Hypnose wird die im normalen Alltag vorherrschende Hierarchie kognitiver Kontrollsysteme, die durch ein zentrales, »ausführendes Ich« dominiert und organisiert werden, durch dissoziative Prozesse gelockert, so dass sich zeitweise neue bzw. alternative Kontrollstrukturen bilden können. Mit dieser Neo-Dissoziationstheorie knüpfte Hilgard an Pierre Janets (1889) Dissoziationstheorie an. In der Tat konnte mit Hilfe komplexerer EEG-Techniken nachgewiesen werden, dass sich die neuronalen Korrelate im Gehirn in Abhängigkeit davon, ob eine hypnotische Trance induziert wurde oder nicht, unterscheiden. Kallio und Revonsuo (2003) kamen nach umfangreicher und kritischer Berücksichtigung fremder und eigener Ergebnisse zu dem Schluss, dass die Induktion von Hypnose einen veränderten Zustand der elektrischen Hirnaktivität bewirkt. Auch Wolfgang Miltner konnte am Beispiel der hypnotischen Analgesie nachweisen, dass es sich dabei nicht einfach um Aufmerksamkeitsablenkung handelt, sondern dass diese »durch einen Status neuronaler Dissoziation gekennzeichnet ist, d. h. durch einen veränderten Bewusstseinszustand, bei dem die gewöhnliche neuronale Kommunikation zwischen verschiedenen Hirnarealen gestört wird« (Weiss und Miltner 2010, S. 10). Insbesondere waren es aber die Ergebnisse aus Untersuchungen mit bildgebenden Verfahren, die den Unterschied zwischen einfacher und hypnotischer Imagination deutlich machten und bestätigten, dass hypnotische Trance für das Erleben einer »alternativen Wirklichkeit« entscheidend ist. Ein wichtiges Ergebnis wurde von Kosslyn et al. (2000) vorgelegt, das wir stellvertretend für die vielen anderen berichten wollen (für eine Zusammenfassung vgl. Peter 2008): Mit und ohne Hypnoseinduktion sollten die Probanden positive und negative visuelle Illusionen realisieren. Im PET-Scan zeigte sich nur unter der Hypnose-Bedingung eine Aktivierung des fusiformen Areals der linken Hemisphäre, während unter der Imaginationsbedingung ohne Hypnose nur das rechte Fusiform, nicht aber das linke aktiviert war. Die Aktivierung des rechten Fusiform durch Imagination ist bekannt; neu war die Erkenntnis, dass die linke Gehirnhälfte die hypnotische Trance gewissermaßen als Verstärker benötigt, um den visuellen Reiz als Halluzination zu erleben. Dieses Ergebnis konnte von Ulrike Halsband repliziert werden (Halsband und Hinterberger 2010), nicht jedoch von dem Forscherteam um Irving Kirsch: Mazzoni et al. (2013) und McGeown et al. (2012) zeigten in einer umfangreichen fMRI-Studie, in der es auch um die Replikation der Kosslyn-Studie ging, dass eine Tranceinduktion zwar signifikante subjektive Effekte hatte – das Gefühl, in Hypnose zu sein, wurde *nur* nach dem expliziten Hypnosedurchgang berichtet –, allerdings nur einen kleinen Effekt auf die Produktion der visuellen Halluzinationen; ausschlaggebend für die visuelle Halluzination war der Faktor der Hypnotisierbarkeit (auf den wir gleich näher eingehen werden; ▶ Kap. 3.1.3) und nicht so sehr der Faktor der Hypnoseinduktion bzw. die Interaktion zwischen beiden.

Diese Autoren heben allerdings auch hervor, dass eine Hypnoseinduktion hochsuggestiblen Personen hilft, ihre Aufmerksamkeit und aufgabenspezifischen kognitiven Ressourcen besser auf die jeweilige hypnotische Aufgabe konzentrieren zu können. Mehr noch: In einer in dieser Replikationsstudie »versteckten« besonderen experimentellen Bedingung konnten sie nachweisen, dass es so etwas wie einen *speziellen hypnotischen Bewusstseinszustand* tatsächlich gibt. Der notorische Nicht-Zustands-Theoretiker Irving Kirsch konnte nun nicht anders als seine Meinung zur Zustandstheorie zu revidieren (Kirsch 2011a, S. 355). Die Hochsuggestiblen berichteten nämlich nicht nur, dass sie sich nach einer Tranceinduktion hypnotisiert fühlten, sondern sie zeigten den Effekt der Induktion auch hirnphysiologisch: Während der Ruheperioden zwischen den Halluzinationsaufgaben zeigte sich bei ihnen eine reduzierte Aktivität der präfrontalen Anteile des Default Mode Networks (DMN; Grund- oder Ruhezustand des Gehirns). Diese Deaktivierung des DMN korrelierte sowohl mit der subjektiv empfundenen Trancetiefe als auch mit der Deutlichkeit der visuellen Halluzinationen: Je geringer die Aktivität im DMN, umso tiefer in Hypnose empfanden sich die Probanden und umso deutlicher nahmen sie während der hypnotischen Halluzinationsaufgaben die positiven oder negativen Halluzinationen wahr. Die niedrigsuggestiblen Probanden hingegen zeigten diese Deaktivierung nicht im DMN, sondern im Thalamus, was darauf hindeutet, dass sie sich einfach entspannten.

Das DMN besteht im Wesentlichen aus medial-präfrontalen (ventraler und dorsaler medialer präfrontaler Cortex) und medial-posterioren Arealen (Präcuneus und posteriores Cingulum) (Raichle et al. 2001; Otti et al. 2012; Demertzi und Whitfield-Gabrieli 2016) und ist dann aktiviert, wenn das Gehirn nicht mit externen Zielen und Aufgaben beschäftigt ist, sondern mit »intrinsischen« oder »task-negativen« Tätigkeiten. Im Gegensatz zu den »extrinsischen« oder »task-positiven« Arealen (in unserem Zusammenhang ist hierbei auch der dorsolaterale präfrontale Cortex wichtig, s. u.) wird das DMN mit selbstreferenziellen, Ich-bezogenen Funktionen und dem autobiografischen Gedächtnis in Zusammenhang gebracht; es ist gewissermaßen die »Echokammer« unseres gewöhnlichen Ich, eine Art »neurales Selbst«, das aktiv ist, wenn wir nichts zu tun haben, sondern uns mit uns selbst beschäftigen, tagträumen, über unsere Gegenwart, Vergangenheit oder Zukunft nachdenken, aber auch spekulieren, was wohl andere fühlen und denken (Empathie und theory of mind).[7]

Diese Deaktivierung des DMN bei den Hochsuggestiblen nach einer Hypnoseinduktion, die auch in anderen Hypnosestudien gefunden wurde (beispielsweise durch McGeown et al. 2009 oder durch Deeley et al. 2012), erscheint wie eine Signatur des Hypnosezustandes: »[it] creates a distinctive and unique pattern of brain activation in highly

---

7 Die hier gemachte Unterscheidung zwischen task-positiv und task-negativ, die in der Literatur häufig als antagonistische Beziehung angegeben wird, ist sicher eine etwas vereinfachende Darstellung, wie Dixon et al. (2017) nachgewiesen haben.

suggestible subjects« (McGeown et al. 2009, S. 848). Die Existenz eines speziellen Hypnosezustandes, der sich nach einer Hypnoseinduktion bei Hochhypnotisierbaren zeigt, kann damit als nachgewiesen gelten. Die Bedeutung bzw. Wirkung des Hypnosezustandes wird allerdings immer noch kontrovers diskutiert, wie beispielsweise im »Konsensus Statement« von Kirsch et al. (2011): Die Interpretationen pendeln zwischen einer engen und weiten Position: Ist der Trancezustand eine notwendige oder nur hinreichende Bedingung für die Produktion hypnotischer Phänomene oder ist er nur ein Epiphänomen, eine Begleiterscheinung der Tranceinduktion und hat somit nur eine akzidentelle Bedeutung? Die zwölf Autoren dieses »Konsensus«-Statements konnten sich nicht auf eine gemeinsame Definition einigen; der Dissens bleibt also bestehen, was die Neugierde an weiterer Forschung beflügelt.

Irving Kirschs Interpretation der DMN-Ergebnisse seiner Kollegen folgt nicht der engen Definition (der erzeugte Hypnosezustand, der sich in der Deaktivierung des DMN zeigt, bewirkt Hypersuggestibilität), sondern bleibt im Argumentationskontext des soziokognitiven Ansatzes (Lynn et al. 2015): Die subjektive Wahrnehmung der hochsuggestiblen Probanden, in einem speziellen Hypnosezustand zu sein, habe ihre Erwartungen geformt und ihre Aufmerksamkeit fokussiert, und so hätten sie ihre Fähigkeiten zur Produktion hypnotischer Phänomene voll zum Einsatz bringen können. Sie hätten die gesamte hypnotische Experimentalsituation als eine Aufgabe aufgefasst, in der sie gefordert waren, auch während der Wartezeit zwischen den Trials etwas aktiv zu tun, sie seien also task-active gewesen (deshalb die Deaktivierung des DMN), während die Niedrigsuggestiblen sich in dieser Zeit nur passiv entspannt hätten. Folgerichtig sei es nicht der spezielle Hypnosezustand als solcher, der sich in der DMN-Deaktivierung zeige, sondern nur die Wahrnehmung der Probanden, in einem speziellen Hypnosezustand zu sein, und die darauf aufbauende Erwartung.

Eher eng und klassisch ist die spezielle Interpretation von Dirk Revenstorf zu verstehen: Wenn die Aktivität des DMN speziell Ich-bezogene Funktionen repräsentiert – die »Echokammer« des Alltagsbewusstseins –, dann sollten diese Ich-Funktionen unter Hypnose – eben wegen der Deaktivierung des DMN – reduziert sein. Daraus folgt:

Hypnose erzeugt (bei Hochsuggestiblen) einen *ich-losen* (Revenstorf 2012) bzw. *ich-freien Zustand* (Revenstorf 2017). Im Zusammenhang mit der noch zu besprechenden Deaktivierung des dorsolateralen präfrontalen Cortex (DLPFC) wird damit allerdings wieder das Schreckgespenst der »hypnotischen Lobotomisierung« wachgerufen. Entgegen dieser These von John Gruzelier (2004) hatten mehrere Autoren von einer Aktivierung präfrontaler Regionen unter Hypnose gesprochen, wie z. B. Walter (1992) oder Crawford et al. (2004). Walter (1994) postulierte ganz ausdrücklich: »It needs a forebrain to get hypnotized.« Allerdings stützen eine ganze Reihe von neueren Untersuchungen die Auffassung von der Hypofrontalität (Dietrich 2003) und nur einige wenige (Deeley et al. 2012) fanden eine sehr lokale präfrontale Aktivierung im Aufmerksamkeitsnetzwerk.

Gruzelier (Gruzelier und Warren 1993; Gruzelier 1998; Gruzelier 2006) hatte die Hypofrontalität noch mit der erhöhten Aufmerksamkeitsanforderung und anschließenden Erschöpfung präfrontaler Areale durch die Hypnoseinduktion zu erklären versucht. Die oben schon angeführte Neo-Dissoziationstheorie von Hilgard und Bowers wäre eine alternative Erklärung: Wenn die präfrontal lokalisierten exekutiven Ich-Funktionen von anderen Funktionen in bzw. durch Hypnose dissoziiert würden, könnten ihre Aktivitäten reduziert sein. Eine Reduktion wäre auch zu vermuten, wenn die Konnektivität dieser präfrontalen Ich-Funktionen gestört wäre. So gehen Woody und Sadler (2008) von einer Dissoziation zweiter Ordnung aus, nämlich der zwischen Kontrolle und Überwachung einer Handlung, beides exekutive Funktionen: Die Ausführung einer Handlung wird normalerweise fortlaufend hinsichtlich ihres Effektes überwacht und bei Unstimmigkeiten, die sich u. a. in erhöhter Aktivität des anterioren cingulären Cortex zeigt, sofort korrigiert. Diese Feedbackschleife ist durch Hypnose gestört: Die Teilnehmerin einer Bühnenhypnose tanzt beispielsweise eng umschlungen mit einem Stuhl, den sie als vertraute Person halluziniert, und ignoriert dabei ganz offensichtlich eine ganze Reihe konflikthafter exterozeptiver Informationen bzw. gleicht diese über Halluzinationsprozesse ihren veränderten mentalen und interozeptiven »Zuständen« – d. h. ihrer aktuellen *alternativen Wirklichkeit* – an. Die Metakognitionstheorie von Dienes (2012) geht in eine ähnliche Richtung, setzt allerdings schon vor der Handlung an und postuliert eine Dissoziation zwischen Intention und Handlung: Die Person ist sich nicht gewahr, dass sie selbst die Handlung intendiert und initiiert hat (wer tanzt schon eng umschlungen mit einem Stuhl?). In beiden Fällen wird die Handlung aber ausgeführt; im letzten Fall wird der Person nicht bewusst, dass sie nicht mit einem Stuhl tanzen wollte, sondern mit einer Person, im ersten Fall wird ihr nicht bewusst, dass es tatsächlich ein Stuhl ist, mit dem sie tanzt, und nicht eine Person. In beiden Fällen ist u. a. auch die Funktion des linken dorsolateralen präfrontalen Cortex (DLPFC) gestört. Hypnose beeinflusst (bei Hochhypnotisierbaren) also nicht nur die präfrontal-medialen DMN-Anteile der Ich-Repräsentation, sondern auch die präfrontal-dorsolateralen Anteile der Intention, Kontrolle und kritischen Interaktion des Ichs mit seiner Umwelt. Der DLPFC wird nicht nur durch Hypnose gestört, sondern bekanntermaßen auch durch »kleine Gaben geistiger Getränke« (Semmens-Wheeler et al. 2013) und andere Manipulationen: Dienes und Hutton (2013) konnten beispielsweise eine Erhöhung der Suggestibilität feststellen, indem sie die Funktion des linken DLPFC mit transkranieller Magnetstimulation beeinträchtigten.

Die Beeinträchtigung zentraler Ich-Repräsentationen und Ich-Funktionen durch Hypnose würde gut erklären, warum sich manche Menschen bei Bühnenhypnosen »zum Affen machen« lassen, jegliche Hemmung verlieren und lächerliche Dinge tun, zu denen sie sonst nicht bereit wären. Natürlich spielen hierbei auch sozialpsychologische Faktoren eine Rolle – erfolgreicher Akteur einer Bühnenshow zu sein, der zum Gelingen einer Publikumsbelustigung nach Kräften beiträgt, ist durchaus belohnend (wie beide Autoren aus persönlicher Erfahrung bestätigen können). Dass es sich hierbei aber nicht nur bzw. in manchen Fällen überhaupt nicht um bloßes Schauspiel handelt, sondern um das Ergebnis der durch Hypnose induzierten hirnphysiologischen Veränderungen, zeigen u. a. die zuweilen auftretenden posthypnotischen Amnesien: Die beteiligte Person kann sich nach der Show an nichts mehr erinnern und ist u. U. bestürzt über ihr bizarres Verhalten während der Show (soweit ist es bei beiden Autoren dann doch nicht gekommen).

Die Rolle der Hypnose muss allerdings relativiert werden. Hypnose ist sicher nicht notwendig, bestenfalls hinreichend für die beschriebenen Effekte, denn die Schauspielschule des Method Acting kommt ohne Hypnose aus, um unübliches oder exaltiertes Verhalten »darzustellen«, und auch bei den verstörenden Untersuchungsbefunden von Milgram (1965) und Zimbardo (2008) hat Hypnose keine Rolle gespielt. Durch Hypnose kann man also niemanden dazu bringen, etwas zu tun, was er oder sie ohne Hypnose nicht auch tun würde (Orne 1983) – etwa dissoziale Handlungen, Auftritte im »Dschungelcamp« oder Ähnliches.

Haben diese Befunde psychotherapeutische Relevanz? Ja. Wenn man Hypnose als die Kunst versteht, imaginativ eine *alternative Wirklichkeit* zu konstruieren, dann kann es durchaus von Vorteil sein, wenn der Patient seine gewohnte Alltagswirklichkeit, seine Schemata bzw. seine vertraute »Echokammer« verlässt, d. h. seine automatisierten Ich-Funktionen und Ich-Repräsentationen eine gewisse Zeit ruhen lässt, um sich mit alternativen Optionen im Denken, Fühlen und Handeln vertraut zu machen. Noch nicht in der klinischen, wohl aber in der experimentellen Hypnose gewonnene Hinweise beispielsweise von De Lange et al. (2007), Cojan et al. (2009) und Pyka et al. (2011) zeigten, dass während der Hypnose das DMN dann wieder Aktivität zeigt, wenn entsprechende Aufgaben gestellt werden.

### 3.1.3 Hypnotisierbarkeit und hypnotische Suggestibilität

Die beiden eben erörterten Faktoren, intra- und inter-individuelle Hypnose, können gleichermaßen auf die Hypnotisierbarkeit bzw. hypnotische Suggestibilität übertragen werden; auch diese hat intra- und inter-individuelle Aspekte. Die Begriffe Hypnotisierbarkeit und hypnotische Suggestibilität werden gewöhnlich, auch in der Literatur, nicht unterschieden, obwohl sie – streng genommen – Unterschiedliches bezeichnen, nämlich die Fähigkeit, einen bestimmten (Bewusstseins-) Zustand zu erreichen (Hypnotisierbarkeit), und die Fähigkeit, einer bestimmten Kommunikation und Interaktion zu folgen (Suggestibilität), wobei das Erste letzteres nicht ausschließt, denn schon die Aufforderung, in Trance zu gehen, ist eine Suggestion, die mehr oder weniger gut befolgt werden kann. Auf diesen Unterschied werden wir im Laufe dieses Abschnitts näher eingehen, ihn zu Beginn jedoch der Einfachheit halber vernachlässigen.

Wir haben im vorausgegangenen Kapitel 3.1.2 immer wieder darauf hingewiesen, dass die berichteten Ergebnisse nur bei Hochhypnotisierbaren bzw. Hochsuggestiblen gezeigt wurden. Die Gehirnscans der niedrighypnotisierbaren Personen, die zum Vergleich herangezogen wurden, zeigten keine der berichteten hirnphysiologischen Veränderungen. Hieraus lassen sich die intra-individuellen Aspekte der Hypnotisierbarkeit ableiten. Neben diesen beiden Extrem-Gruppen der Hoch- und Niedrigsuggestiblen gibt es die große Gruppe der Mittelsuggestiblen, die in Hinblick auf die beschriebenen Phänomene noch zu wenig erforscht ist, als dass über sie generalisierbare, empirisch belastbare Aussagen getroffen werden können. Aus therapeutischer Erfahrung muss man aber folgern, dass für die Mittelsuggestiblen die inter-individuellen Aspekte der Hypnose, also die verschiedenen Faktoren des »Rapports« bzw. der therapeutischen Beziehung, bedeutsam sind (Revenstorf und Durian 2015).

Niedrigsuggestible Patienten eignen sich für eine explizite Behandlung mit Hypnose meist nicht so gut oder gar nicht, sie reagieren häufig mit Reaktanz (Lynn et al. 1991; Csako und Mészáros 2002) oder sind nur compliant, so lange sie dem Therapeuten gefallen wollen; für sie sollten andere Behandlungsoptionen in Betracht gezogen werden. Die Frage nach der Trainierbarkeit von hypnotischer Suggestibilität lässt sich inzwischen mit einem klaren Nein beantworten: Gorassini und Spanos (1986) und in der Folge eine ganze Reihe anderer Forscher haben zwar gezeigt, dass bei über der Hälfte der Niedrigsuggestiblen ein beachtlicher Zuwachs an Suggestibilität erzielt werden kann, wenn sie entsprechend instruiert bzw. »trainiert« werden. Das betrifft nun aber höchstens 10 % einer Stichprobe, d. h. bei etwa 90 % lässt sich kein Trainingseffekt feststellen. Lynn et al. (2015, S. 56f) erklären das mit einem »Mangel von morphologisch gut vernetzten Fähigkeiten der niedrig im Vergleich zu den hoch suggestiblen Teilnehmern«, also mit hirnphysiologischen Faktoren. Sie heben hervor, »dass diese Behauptung eine Erweiterung des bestehenden sozio-kognitiven Modells der Hypnose darstellt, um dem möglichen Einfluss von eigenschaftsbezogenen Attributen des hypnotischen Reagierens Rechnung zu tragen«;

dies ist eine Anerkennung des Eigenschafts- (trait-)Charakters der Hypnotisierbarkeit, den wir gleich näher besprechen werden. Die Frage, ob hypnotische Suggestibilität bzw. Hypnotisierbarkeit mit Intelligenz oder anderen Persönlichkeitsvariablen in Zusammenhang steht, beschäftigt die Hypnosegemeinschaft seit langem. Die Ergebnisse waren widersprüchlich und häufig nicht sehr überzeugend. So konnte Wolberg (1972, S. 70) noch zusammenfassend schreiben: »No correlations between susceptibility and any standard personality or neurotic classifications has been found […] No correlation has been found between the intelligence quotient and hypnotizability«. Zumindest für den Zusammenhang mit Intelligenz liegen inzwischen neuere Daten vor, die einen Zusammenhang nahelegen, der allerdings durch die Gendervariable entscheidend moderiert wird (Geiger et al. 2016): Bei jungen Frauen zeigt sich ein positiver, bei jungen Männern hingegen ein negativer Zusammenhang. Nur mäßige korrelative Zusammenhänge wurden gefunden zu Persönlichkeitsmerkmalen, die ohnehin schon im Begriffsschatten der Hypnose liegen bzw. aus diesem heraus entwickelt wurden wie z. B. »Absorption«, »imaginative Involviertheit«, »Phantasiebegabung« (phantasie proneness), »bildhafte Vorstellung« oder »Reaktionserwartung« (response expectancy), kürzlich auch zu »emotionaler Ansteckung« (emotional contagion) und »Selbst-Transzendenz«. Versuche, Hypnotisierbarkeit mit Persönlichkeitseigenschaften in Zusammenhang zu bringen, die unabhängig von Hypnose zu sehen sind, wie z. B. zu den »Big Five« (Offenheit für Erfahrungen, Gewissenhaftigkeit, Extraversion, Verträglichkeit und Neurotizismus), haben sich als nicht sehr fruchtbar erwiesen (Nordenstrom et al. 2002). Die jüngsten Ergebnisse unserer Münchener Arbeitsgruppe (Peter 2015g; Peter et al. 2017a) hingegen, die mit dem etwas differenzierteren Instrument des »Persönlichkeits- Stil- und Störungsinventars (PSSI)« von Kuhl und Kazén (2009) erhoben wurden, zeigen plausible Zusammenhänge, wenn der Beziehungsstil als Moderator mit einbezogen wurde. Hierauf gehen wir weiter unten ein.

Gemessen wird hypnotische Suggestibilität bzw. Hypnotisierbarkeit mit Hilfe verschiedener Tests (Krause und Riegel 2015), die alle aus einer mehr oder weniger hierarchisch geordneten Reihe unterschiedlich »schwieriger« hypnotischer Phänomene bestehen. Gewöhnlich werden die Aufgaben von Hypnotisierbarkeitstests in verschiedene Gruppen eingeteilt, die sich auch faktorenanalytisch gut darstellen lassen (Piesbergen und Peter 2005). Nach Peter (2015h) lassen sich die verschiedenen hypnotischen Phänomene, die unten noch näher beschrieben werden, einteilen in (1) motorisch-kinästhetische Phänomene (z. B. Katalepsie, Armlevitation, Ideomotorik), welche von ca. 75 %–90 % realisiert werden können, (2) sensorisch-affektive Phänomene (positive und negative Halluzinationen bezogen auf alle Sinnesmodalitäten), welche von ca. 25–75 % realisiert werden können, und (3) kognitive Phänomene (z. B. Amnesie, posthypnotische Suggestionen oder Identitäts-Delusionen), welche von weniger als 25 % realisiert werden können. Das Ausmaß der Hypnotisierbarkeit wird daraus errechnet, wie viele dieser Phänomene eine Person zeigen konnte (im Falle der Harvard Group Scale of Hypnotic Susceptibility (HGSHS): wie viele Phänomene zwischen 0 und 12).

### Intra-individuelle Aspekte der Hypnotisierbarkeit

Die Normalverteilung der Hypnotisierbarkeit bzw. hypnotischen Suggestibilität ist seit Hilgard (1965) immer wieder gefunden wurden. Je nach Einschlusskriterium sind 10–25 % niedrig, 10–25 % hoch und 50–80 % mittel suggestibel.[8] Das statistische Modell der Normalverteilung legt nahe, dass ein Merkmal aus dem zufälligen Zusammentreffen sehr vieler einzelner Gegebenheiten zustande kommt. Das könnte auch ein situativ schwankender Prozess sein – ist es aber nicht. Allein die ausgesprochen gute Replizierbarkeit dieses Ergebnisses spricht dafür, dass Hypnotisierbarkeit eine stabile Eigenschaft (trait) ist, die si-

---

8  Es könnte aber sein, dass diese Zahlen einem Selektionsfehler unterliegen, denn für die Mehrzahl dieser Untersuchungen haben sich »Hypnophile« zur Verfügung gestellt, d. h. an Hypnose interessierte Menschen, und die meisten waren Studierende der Psychologie. So kann man vermuten, dass wir über die Hypnotisierbarkeit von »hypnophoben« oder an Hypnose nicht interessierten Menschen sowie über die Hypnotisierbarkeit etwa von Arbeitern, Bauern, Juristen oder Bankern noch keine Aussage treffen können. Das Projekt »Homo hypnoticus« der MEG-Stiftung befasst sich seit einiger Zeit mit dieser Fragestellung.

tuativ wenig beeinflusst ist. Andere Hinweise ergeben sich aus den signifikanten Korrelationen bei eineiigen Zwillingspaaren im Unterschied zu zweieiigen (Morgan 1973) oder der hohen Retest-Korrelationen nach sehr langen Zeitabständen, die auf eine enorme zeitliche Konstanz hindeutet: Nach 25 Jahren lag der Stabilitäts-Koeffizient immer noch bei .71 (Morgan et al. 1974; Piccione et al. 1989). Eine der Ursachen für Hypnotisierbarkeit scheint im Polymorphismus der Catechol-O-Methyltransferase (COMT) zu liegen: Die mehr oder weniger gut ausgeprägte Fähigkeit von COMT, Dopamin v. a. in präfrontalen Regionen abzubauen, korreliert mit niedriger oder hoher Hypnotisierbarkeit; d. h. Hochhypnotisierbare haben offensichtlich einen besseren Dopamintonus in den Frontallappen (Crawford et al. 2004; Raz et al. 2004). Zu dieser Dopaminhypothese passt gut der von Jamieson und Gruzelier (2001) und später auch von Peter et al. (2014b; 2017a) mehrfach festgestellte Zusammenhang zwischen Hypnotisierbarkeit und Schizotypie: Hypnophile, also ganz allgemein an Hypnose interessierte Menschen, weisen eine besondere Ausprägung im schizotypischen Persönlichkeitsstil auf, wenn sie hochsuggestibel sind und einen unsicheren Bindungsstil aufweisen. Eine signifikante Korrelation zwischen unsicherem Bindungsstil und hypnotischer Suggestibilität hatte sich schon zuvor in einer anderen Untersuchung (Peter et al. 2012a) gezeigt. Suggestibilität könnte man daher auch als früh gelernte und deshalb gut internalisierte Compliance verstehen, was an Josephine Hilgards (1979) Ergebnisse erinnert, dass unter den von ihr untersuchten Hochhypnotisierbaren nicht nur besonders imaginativ Begabte, sondern auch viele waren, die als Kind noch die Prügelstrafe erlebt hatten. Neben dieser gibt es aber auch eine (weit größere) Gruppe von Personen mit hoher Hypnotisierbarkeit, die sich nicht durch hohe Schizotypie auszeichnen, sondern durch hohe Phantasiebegabung. Darauf werden wir weiter unten noch eingehen.

Hypnotisierbarkeit und Suggestibilität sind zwei unterschiedliche Konstrukte, die in der Praxis meist nicht unterschieden und häufig gemeinsam mit »hypnotische Suggestibilität« umschrieben werden (▶ Kap. 5.2). Braffman und Kirsch (1999) differenzierten den Unterschied zwischen hypnotischer und nicht-hypnotischer Suggestibilität sehr spät erst experimentell. Operational sollte man also von hypno-

## 3.1 Hypnose-Induktion

tischer Suggestibilität nur dann reden, wenn den Suggestionen für bestimmte hypnotische Phänomene eine Hypnoseinduktion vorausgegangen ist, ansonsten von imaginativer oder Wach-Suggestibilität, die es im nicht-hypnotischen Kontext zur Genüge gibt und dort (beispielsweise in der Placebo-Forschung) ausführlich untersucht wurde (Gheorghiu et al. 1989; Netter 2011). Im Gegensatz zu Kirsch (2011b), der auch die hypnotische Suggestibilität als imaginative bezeichnet und diese von der Placebo-Suggestibilität abgrenzt, unterscheiden wir zwischen hypnotischer und imaginativer Suggestibilität operational: Der Messung der hypnotischen Suggestibilität ist eine Hypnoseinduktion vorausgegangen, der Messung der imaginativen (und der Placebo-) Suggestibilität nicht. In diesem Zusammenhang interessant ist das Ergebnis von Whalley et al. (2008): Placebo-Suggestibilität ist zeitlich überhaupt nicht stabil – ganz im Gegensatz zur hypnotischen Suggestibilität. Obwohl mit gleichen Begriffen belegt, handelt es sich offenbar um unterschiedliche Konstrukte.

Weil unter Hypnoseinduktionen – v. a. im weiten Feld der »indirekten Hypnose« – jedoch auch Anleitungen zu Imagination und Entspannung, aber auch »gesprächsweise Induktionen« oder einfach nur das passive Lauschen einer therapeutischen Geschichte verstanden wird, ist eine begriffliche Trennung der beiden Phänomene häufig schwierig. Hier scheint wieder der intra-individuelle im Vergleich zum inter-individuellen Aspekt der Hypnose auf: Wenn es eine intra-individuelle, möglicherweise neuro-biologisch fundierte Fähigkeit gibt, »in Hypnose zu gehen« und dabei einen »speziellen Zustand« zu zeigen ( = *Hypnotisierbarkeit)* – worauf neben den oben angeführten DMN-Ergebnissen von Kirsch und seinem Team auch das sog. Augen-Roll-Zeichen gemäß Herbert Spiegel (1972) hindeutet –, dann kovariiert Hypnotisierbarkeit offensichtlich eng mit dem inter-individuellen Faktor der *Suggestibilität*, d. h. der Fähigkeit, auf Suggestionen zu reagieren.

### Inter-individuelle Aspekte der hypnotischen Suggestibilität

Erwin Straus hatte schon sehr früh, nämlich 1925 und 1927 darauf verwiesen, dass ein gemeinsames *Wir-Erleben* die Grundlage für jeden

Suggestionsvorgang sei, und damit den sozialpsychologischen Standpunkt in der Hypnoseforschung lange vorweggenommen (Kauders 2017). Aus evolutionstheoretischer Perspektive mag es in frühzeitlichen Horden von Vorteil gewesen sein, nicht jede Aufforderung zu einer Handlung auf ihre Berechtigung hin im Einzelnen zu überprüfen, sondern ihr spontan, d. h. suggestiv, Folge zu leisten; das betrifft die eben erwähnte »internalisierte Compliance«, also den »Folgsamkeitsaspekt« der hypnotischen Suggestibilität, der schon von Bernheim (1888) erwähnt wurde und vielleicht im Zweiten Weltkrieg noch eine Rolle spielte. In der Nachkriegszeit ab 1945, spätestens mit Beginn der antiautoritären Bewegung 1968, wurde dieser Folgsamkeitsaspekt von den jungen Psychotherapeuten jedoch heftig abgelehnt – und mit ihm jegliche Form von autoritärer Hypnose. Heute ist diese Form traditioneller Hypnose (vom Freud-Schüler Sandor Ferenczi 1913 »Vaterhypnose« genannt, s. o.) nur mehr auf der Bühne zu sehen, wo alles darauf angelegt ist, dass der Proband dem Hypnotiseur scheinbar willenlos und bedingungslos folgt. Als ein Grund für den Niedergang der Hypnose Ende des 19. Jahrhunderts wird gelegentlich angeführt (Ellenberger 1985), dass die Patienten den autoritären Suggestionen ihrer Professoren oder Ärzte nur so lange Folge leisteten, wie diese physisch anwesend waren, solange also ein unmittelbarer persönlicher Rapport bestand. Fehlte dieser oder war er nicht internalisiert worden und in selbstwirksames Verhalten übergegangen, folgten die Patienten eher dem Sprichwort »Aus dem Auge, aus dem Sinn« – was wohl die einfachste Erklärung für die häufig berichtete kurze Wirksamkeit posthypnotischer Suggestionen ist, wenn diese nicht intrinsisch verankert wurden.

Diesen Folgsamkeitsaspekt einer autoritären Hypnose könnte man auch heute noch in besonderen klinischen Situationen vermuten, wenn Menschen auf andere unbedingt angewiesen sind, wie speziell in der Chirurgie und Notfall-Medizin. So wird immer wieder berichtet, dass Menschen in Notfallsituationen hochsuggestibel sind und dann sehr leicht positiv oder negativ beeinflusst werden können. In Situationen persönlicher Hilflosigkeit ist die situative (state) Suggestibilität ganz offensichtlich besonders ausgeprägt und hier ist meist auch keine spezielle Hypnoseinduktion nötig (Faymonville 2010; Hansen 2010;

Bloch-Szentagothai 2015). Umgangssprachlich redet man gelegentlich davon, dass Patienten in solchen Situationen automatisch in einem Trance- oder Hypnosezustand seien. Gerade in solchen Situationen steht aber auch die »Fürsorge« als wichtiger inter-individueller Aspekt der hypnotischen Suggestibilität im Vordergrund. Dieser »Fürsorgeaspekt«, der mit dem von Ferenczi eingeführten Begriff der »Mutterhypnose« umschrieben werden kann, kennzeichnet schon immer die psychotherapeutische Praxis der Hypnose. Er wurde, wie im Abschnitt über die Geschichte beschrieben, von Puységur erwähnt und spielte im romantischen Somnambulismus eine ganz wesentliche Rolle. Heute scheint es so, als sei er von Erickson wiederentdeckt worden. Während es ihm in seinen frühen Jahren offensichtlich sehr wichtig war, bei seinen Patienten und Probanden einen möglichst tiefen Hypnose*zustand* zu erreichen (Erickson 1995), legte er später mehr Wert auf die inter-individuellen Aspekte des *Rapports*, also die wechselseitige Achtsamkeit und Rezeptivität zwischen Patient und Hypnotherapeut. Der überwiegende Teil seines umfangreichen klinischen Werkes (Rossi 1995-98) beschäftigt sich damit zu beschreiben, wie man die Besonderheiten von Patienten nutzen kann, um ihre individuelle Suggestibilität zu fördern. Entsprechend prägen diese Techniken des Rapportaufbaus, der Utilisation und indirekten Kommunikation einen Großteil der Ausbildung in klinischer Hypnose und Hypnotherapie. Das scheint hauptsächlich für die vielen mittelsuggestiblen Patienten wichtig zu sein, denn Hochsuggestible reagieren offensichtlich gleich gut oder sogar besser auf direkte als auf indirekte Suggestionen (Fricton und Roth 1985; Szabó 1996). Es ist plausibel anzunehmen, dass man sich um diese Mittelsuggestiblen mit Hilfe elaborierter indirekter Hypnosetechniken ganz besonders kümmern muss, um auch ihnen hypnotisches Reagieren zu ermöglichen und so die Anzahl der mit Hypnose therapierbaren Patienten zu erhöhen, wie Erickson es demonstriert hat (Zeig 1994). Einige klinische Studien haben tatsächlich den Vorteil indirekter Techniken im Vergleich zu direkten gezeigt (Fricton und Roth 1985; Hoppe 1985). Dieses Ergebnis war allerdings, ähnlich den Ergebnissen in vielen anderen klinischen Studien, unabhängig von der hypnotischen Suggestibilität der Patienten; das ist nicht überraschend, weil klinische Stichproben zu 50–80 % aus Mittelsuggestiblen bestehen, wenn sie nicht nach Suggestibilität ausgelesen sind.[9] Das Thema der differenziellen Indikation bestimmter Hypnosetechniken in Bezug auf Suggestibilität erfordert weitere Forschung. In den zitierten und vielen anderen entsprechenden Untersuchungen wurden vielfach nur die verbalen Suggestionen verändert, meist nur von direkt (»Du gehst in Trance«) zu indirekt-permissiv (»Früher oder später magst Du vielleicht in Trance gehen«). Die Art der Verbalisierung stellt aber nur einen Aspekt des inter-individuellen Rapportprozesses dar. Eva Banyai und ihre Mitarbeiterinnen (Banyai et al. 1990; Varga et al. 2014) haben in einer Reihe von Untersuchungen beispielsweise die Bedeutung nonverbaler Synchronizität zwischen Proband und Hypnotisierenden herausgearbeitet und neuere Studien fokussieren auf das »Bindungshormon« Oxytocin, das ersten Ergebnissen zufolge in der hypnotischen Interaktion eine große Rolle spielt (Zelinka et al. 2014). Varga und Kekecs (2015) fanden eine signifikante Korrelation zwischen Rapport und Oxytocin auf Seiten der Probanden, was auf die Bedeutung der Beziehungsgestaltung zwischen Hypnotiseur und Proband hinweist. Bryant und Hung (2013) konnten in einer Doppelblindstudie sogar eine Steigerung der hypnotischen Suggestibilität durch Gaben von Oxytocin feststellen.

Es gibt eine Vielzahl von Untersuchungen zur Hypnotisierbarkeit bzw. hypnotischen Suggestibilität, im Überblick zusammengefasst in Krause und Riegel (2015); Absorptions- und Imaginationsfähigkeit wurden in diesem Zusammenhang immer wieder als Korrelate der Suggestibilität gefunden, was nicht weiter verwunderlich ist, da sich diese Konstrukte sehr ähnlich sind. Substanzielle Zusammenhänge zu

---

9 In nicht-klinischen Untersuchungen hingegen konnte kein Unterschied zwischen direkten und indirekten Techniken gefunden werden oder die Ergebnisse waren uneinheitlich, wie Robin et al. (2005) berichteten. Lynn et al. (1993, S. 328f) schlussfolgerten deshalb, »that therapist selection for direct versus indirect procedures may be based more on aesthetic preferences rather than on actual superiority of hypnotic outcome.« Dieser objektive »hypnotische outcome« hänge – wie so häufig bei der Messung mit standardisierten Suggestibilitätsskalen – von dem intra-individuellen Faktor der Hypnotisierbarkeit ab (Spinhoven et al. 1988).

## 3.1 Hypnose-Induktion

Persönlichkeitseigenschaften wurden lange Zeit nicht gefunden. Erste Ergebnisse aus einer Reihe von Untersuchungen mit Hilfe des Persönlichkeits-Stil- und Störungsinventars (Kuhl und Kazén 2009) deuten nun aber darauf hin, dass Hochsuggestible hilfsbereit, liebenswürdig und optimistisch sind, wenn sie sicher gebunden sind, hingegen eher schizotypisch, wenn sie unsicher gebunden sind (Peter et al. 2017a). Diese Ergebnisse legen nahe, dass hochhypnotisierbare Menschen sich leichter auf eine gemeinsam konstruierte Wirklichkeitssicht einlassen – was den Kern der inter-individuellen hypnotischen Suggestibilität ausmacht. Denn auch nach Spanos (1986, S. 493) zeichnen sich Personen dieser Gruppe von Hochsuggestiblen aus durch »Sensibilität für Nuancen in der interpersonalen Kommunikation, soziale Empathie, Kooperationsbereitschaft und Offenheit für jene Art subjektiver Erfahrungen, welche durch die Testitems [der Hypnotisierbarkeitstests] hervorgerufen werden sollen«. T.X. Barber (2000) nennt diese Gruppe in Bezug auf Hypnose »positiv gestimmt«, Pekala und Kumar (2000) »phantasiebegabt« (fantasy-prone).

Daneben gibt es aber noch eine andere Gruppe von Hochsuggestiblen, die ein ganz anderes Verhalten zeigen und deshalb als *amnesie-befangene (amnesia-prone)* oder *dissoziative Hochsuggestible* bezeichnet werden. Damit kommen wir zu einem weiteren Aspekt der Hypnotisierbarkeit, der erst seit kurzem auch in der Forschung wieder Beachtung findet.

**Psychopathologische Aspekte der Hypnotisierbarkeit**

Die bisherigen Ausführungen zur Hypnotisierbarkeit bezogen sich ausschließlich auf Untersuchungen, die in einem heterohypnotischen Setting (i. d. R.) an nicht-pathologischen Stichproben, meist Universitätsstudenten, vorgenommen wurden. So konnten David Spiegel et al. (1982, S. 435) leicht behaupten, dass hohe Hypnotisierbarkeit mit relativer seelischer Gesundheit assoziiert sei. Damit wird aber ein ganz wesentlicher Teil hypnotischer Prozesse ignoriert. Dieser spielte in der Geschichte der Hypnose Ende des 19. Jahrhunderts bereits eine nicht unbedeutende Rolle, nämlich in den heftigen Auseinandersetzungen zwischen Charcots Schule der Salpêtrière in Paris und Bernheims Schule in Nancy: Bernheim und seine Anhänger sahen Hypnose und Suggestion als normalpsychologische Phänomene an, die heterohypnotisch, also durch Andere, induziert werden konnten. Dieser Sicht hat sich seit Clark Hull (1933) die heutige, vorwiegend angloamerikanisch geprägte Hypnosetradition angeschlossen. Charcot und dessen Schüler, darunter Janet, sahen hingegen im Zustand der Hypnose ein psychopathologisches Phänomen, das bestimmte ihrer psychiatrischen Patientinnen spontan, d. h. autosuggestiv in Form von Symptomen zeigten; diese »Hypnose«-Zustände (auch heute spricht man ab und an wieder von Problem- oder Negativ-Trancen) konnten zwar auch heterosuggestiv ausgelöst werden, wie es Charcot in seinen berühmten Dienstagvorlesungen ausführlich demonstrierte, ihre Grundlage war aber (pathologische) Autohypnose. Auch diese Perspektive hatte schon Vorläufer, beispielsweise bei Justinus Kerner[10] (Peter 2007) oder Gaßner (Peter 2000b): Beide behandelten heterosuggestiv mit Hilfe von Mesmerismus und Exorzismus »somnambule« bzw. »besessene« Patientinnen, die offenbar hochsuggestibel waren und unter autohypnotisch erzeugten Symptomen des histrionischen, somatoformen und dissoziativen Formenkreises litten. Dieser Zusammenhang zwischen Hypnotisierbarkeit und Psychopathologie geriet Anfang des 20. Jahrhunderts weitgehend in Vergessenheit, bis Hilgard sich in seiner Neo-Dissoziationstheorie wieder auf Janet bezog, ohne dabei allerdings den psychopathologischen Aspekt besonders zu beachten.

Die Nähe der Hypnose zur Psychopathologie ist allein schon daraus ersichtlich, dass alle in den folgenden Kapiteln beschriebenen hypnotischen Phänomene Ähnlichkeiten zu psychopathologischen Symptomen aufweisen. Hinsichtlich der Kriterien *Unwillkürlichkeit* und *Evidenz (Verisimilitude)* sind sie phänomenologisch gleich, unterscheidbar nur durch das Kriterium *Kontakt und Kommunikation* (Peter 2015h): Wenn ein levitierter Arm kataleptisch in der Luft stehen bleibt und auf die Aufforderung zu sinken nicht mehr reagiert, dann ist er kein hypnotisches Phänomen mehr, sondern zum Symptom geworden.

---

10 Der Arzt Justinus Kerner ist der Entdecker des heutigen »Botox«; Kerner hatte das Botulinum toxin in verdorbenen, weil unbehandelten Würsten entdeckt (Kerner 1817).

## 3.1 Hypnose-Induktion

Fred Frankel (1974) war der erste, der den unterbrochenen Psychopathologie-Diskurs wieder aufnahm, als er am Beispiel einiger Patienten einen Zusammenhang zwischen gesteigerter Hypnotisierbarkeit und phobischem Verhalten postulierte. Daraufhin folgte eine Reihe von Berichten und Studien, die auch bei anderen Symptomen hohe Hypnotisierbarkeit nachwiesen. In einem ausführlichen Review bespricht Paul Dell (2017) diese Studien (zu Phobie, Bulimie, Traumafolgestörung, akuter Stressreaktion, Konversions- und Somatisierungsstörung sowie Dissoziative Identitätsstörung) und kommt zum Schluss: »spontaneous hypnosis is the essential (and only) link between hypnotizability and psychopathology«. Er führt dann die gleichen Studien an wie schon Peter et al. (2014b) in der Diskussion ihrer Ergebnisse, die ebenfalls Hinweise geliefert haben, »dass es unter den Hochsuggestiblen eine Gruppe gibt, die man als psychopathologisch ›auffällig‹ oder vulnerabel ansehen könnte, wenn – bzw. weil – sie einen unsicheren Bindungsstil, einen schizotypen Persönlichkeitsstil und/oder hohe Dissoziationsfähigkeit aufweisen«. Solide Hinweise auf eine pathologische Untergruppe von Hochhypnotisierbaren hatte schon Deirdre Barrett (1996) gefunden. In ihrem Screening von 1200 Studierenden fand sie 34 hypnotische Virtuosi (das ist die Spitze der Hochhypnotisierbaren). Diese ließen sich in zwei Gruppen einteilen: 19 Phantasiebegabte (phantasy-prones) und 15 Dissoziierer (dissociaters). Die 19 Phantasiebegabten entsprachen genau denen, die schon Wilson und Barber (1982) beschrieben hatten, die 15 Dissoziierer hingegen waren völlig anders: Sie zeigten in Trance bevorzugt spontane, d. h. nicht suggerierte posthypnotische Amnesie und berichteten von häufigen Tagträumereien, nächtlichen Albträumen sowie von Erinnerungslücken in ihrer Biografie für die Zeit vor ihrem siebten bis achten Lebensjahr – im Gegensatz zu den Phantasiebegabten. Alle Dissoziierer bis auf einen hatten schwere sexuelle und/oder körperliche Traumatisierung erlebt, die sie entweder selber erinnert hatten oder die ihnen berichtet worden war. Auch T.X. Barber (2000) hat diese Gruppe beschrieben; er nennt sie »amnesie-befangen« (amnesia-prone) und bringt sie mit Barretts Dissoziierern in Zusammenhang. Daraus folgert er:

»We can expect to find a higher proportion of amnesia-prone hypnotic somnambules among the clients seen by social workers, police officers, psychiat-

> rists, and clinical psychologists than among the present-day subjects in hypnosis experiments (college students) who more often are raised in ›good families‹. The relatively small proportion of amnesia-prone individuals among college students is important in understanding the major differences between most of the modern theories of hypnosis […] and the earlier theories of hypnotism that pivoted around the concepts of somnambulism, trance, and post-hypnotic amnesia and which to a great extend were based on the behavior of (barely literate or illiterate) […] amnesia-prone individuals […]« (Barber 2000, S. 222)

Es gibt noch eine Reihe weiterer Hinweise, die in Peter et al. (2017a) sowie in Dell (2017) aufgeführt sind: Terhune et al. (2010) beispielsweise fanden die gleichen beiden Gruppen der Dissoziierer und der Phantasiebegabten unter den Hochhypnotisierbaren – »a dissociative subtype characterised by deficits in executive functioning and a predisposition to psychopathology, and a subtype that exhibits superior imagery and no observable deficits in functioning« (S. 113) – und stellen einen unmittelbaren Bezug zu den vorherrschenden Hypnosetheorien her: Die dissoziativen Hochhypnotisierbaren können eher mit den dissoziativen Theorien der Hypnose (nach Hilgard und Bowers) erfasst und beschrieben werden, die phantasiebegabten Hochhypnotisierbaren eher mit den sozio-kognitiven Theorien (à la Kirsch und Lynn). Dies alles führt Dell zu der Schlussfolgerung, dass *hohe Hypnotisierbarkeit eine notwendige Diathese für schwere pathologische Dissoziation* ist. Das untermauert auch die klinische Erfahrung, dass viele traumatisierte Personen besonders leicht in Trance gehen, weil sie durch Dissoziation Sicherheit gewinnen. Es würde zudem erklären, warum sich solche Patienten sogar zur Hypnose hingezogen fühlen und damit einen Autonomie-Unterwerfungs-Konflikt im Sinne des OPD in passiver Weise ausagieren (▶ Kap. 4.3). Auf diesen speziellen Zusammenhang zwischen Hypnotisierbarkeit und Dissoziation deutet auch ein weiteres Ergebnis aus der Münchener Arbeitsgruppe hin: Hochhypnotisierbare zeigen dann einen wesentlichen Aspekt unsicherer Bindung, nämlich »fehlendes Vertrauen«, wenn sie auch Aspekte hoher Dissoziation zeigen, ganz im Gegensatz zu Hochhypnotisierbaren mit niedrigen Dissoziationswerten (Staudacher et al. 2012). Nach Peter et al. (2017a) ist es der Bindungsstil, der als Moderator zwischen den beiden Gruppen der Phantasiebegabten und Dissoziierern unter den Hochhypnotisierbaren unterscheidet.

## 3.1 Hypnose-Induktion

Man kann zu Recht in Frage stellen – wie es Bernheim getan hat –, ob diese Symptome pathologischer Dissoziation noch zur Hypnose zu zählen sind oder ob sie einer eigenen Klasse angehören, die zwar phänomenologische Ähnlichkeiten zu hypnotischen Phänomenen aufweist, mit ihnen aber nicht identisch ist. Für diese Sichtweise einer grundsätzlichen Verschiedenheit sprechen nicht nur die unterschiedlichen Induktionsarten (auto- versus heterohypnotisch), die verschiedenen Ätiologien (Trauma versus Neugierde) und Funktionen (Vermeidung seelischer oder körperlicher Schmerzen versus Demonstration besonderer Fähigkeiten) sowie die zeitliche Länge der suggerierten Effekte (länger andauernd bis chronisch versus auf die Dauer der hypnotischen Interaktion begrenzt). Vor allem aber definiert das schon erwähnte Unterscheidungskriterium *Kontakt und Kommunikation* den Unterschied: Hypnotische Phänomene sind *kommunikabel*, zu ihnen kann man *Kontakt* aufnehmen und sie somit *kontrollieren* lernen. Genau das ist eine der Grundideen, wozu Hypnose therapeutisch dienen kann: unkontrollierbare pathologische Symptome in hypnotische Phänomene zurück zu verwandeln, sie so wieder kontrollierbar zu machen und der Selbstwirksamkeit zuzuführen, indem die Patienten darin »trainiert« werden, ihre Symptome in Form hypnotischer Phänomene zu manipulieren, d. h. zu verstärken, zu mildern und schließlich ganz zum Verschwinden zu bringen – wie es Gaßner seine Patienten schon um 1775 lehrte (Peter 2000b).

Die phänomenologische Ähnlichkeit zwischen hypnotischen Phänomenen und psychopathologischen Symptomen in den Kriterien *Unwillkürlichkeit* und *Evidenz* ist jedoch auch nicht zu übersehen – und hält unserer Meinung nach viele Kollegen davon ab, explizit mit Hypnose und hypnotischen Phänomenen zu arbeiten. Für diese Sichtweise einer grundsätzlichen Ähnlichkeit spricht ferner die Tatsache, dass sich seit Halligan et al. (2000) immer mehr Forscher aus anderen medizinischen und kognitionspsychologischen Disziplinen der Hypnose bedienen, um neurologische und psychiatrische Symptome zu simulieren und dabei die entsprechenden Gehirnprozesse zu studieren (Halligan and Oakley 2013; Connors et al. 2014); diese können mit Hilfe hypnotischer Phänomene erzeugt, aber auch wieder rückgängig gemacht werden. An diese Möglichkeit hatte schon Ende des 19. Jahrhunderts

August Forel, der Leiter der Züricher psychiatrischen Anstalt Burghölzli, gedacht, ohne dass ihm die heutigen Möglichkeiten der bildgebenden Verfahren zur Verfügung gestanden hätten:

> »Man kann sagen, dass man durch Suggestion in der Hypnose sämmtliche bekannten subjektiven Erscheinungen der menschlichen Seele und einen grossen Theil der objektiven bekannten Funktionen des Nervensystems produciren, beeinflussen, verhindern [...] kann.« (Forel 1889, S. 25; im Original kursiv)

## 3.2 Hypnotische Phänomene

Als hypnotische Phänomene werden jene Veränderungen in Wahrnehmung, Erleben, Kognition und Verhalten bezeichnet, die sich von der Alltagserfahrung so deutlich unterscheiden – u. a. auch anhand von psychophysiologischen und hirnphysiologischen Begleiterscheinungen –, dass sie nicht mehr als bloße, absichtlich hervorgerufene Vorstellungen erkannt werden, sondern einen so hohen Grad an *Evidenz* aufweisen, dass sie wie positive oder negative Halluzinationen oder Illusionen erlebt werden. Ferner sollten sie ein möglichst hohes Maß an *Unwillkürlichkeit* besitzen, so dass sie nicht mehr als ich-gesteuert erlebt werden. Unter phänomenologischen Gesichtspunkten kann man die hypnotischen Phänomene in drei Klassen unterteilen (Peter 2015h):

- Motorisch-kinästhetische Phänomene
- Sensorisch-affektive Phänomene
- Kognitive Phänomene

### 3.2.1 Fremdkontrolle oder »Kontrolle durch das Unbewusste«

Eines der Probleme der Bühnenhypnose ist, dass sie vermutlich viele Menschen abschreckt, sich in eine hypnotherapeutische Behandlung zu begeben, weil sie sich nicht unter die Kontrolle eines fremden Willens begeben wollen. Auch den Patienten, die in Therapie kommen (und gelegentlich auch den Kollegen, die in Ausbildung kommen), muss häufig erklärt werden, dass es bei der Hypnotherapie nicht um Fremdkontrolle geht, sondern im Gegenteil darum, Kontakt zu den eigenen unbewussten Ressourcen – dem eigenen »Unbewussten« – zu finden und zu lernen, diesen Kontakt zu einer *erweiterten Selbstkontrolle* zu nutzen. Hierzu dienen insbesondere die klassischen Rituale der Ideomotorik.

## Sinn und Zweck motorisch-kinästhetischer Hypnosephänomene

Man könnte Patienten einfach bitten, die Augen zu schließen und eine halbe Stunde oder länger unbeweglich sitzen zu bleiben – und es spricht grundsätzlich nichts dagegen, wenn sie fähig wären, dieser Bitte zu entsprechen. Niemand würde das aber als Hypnoseritual bezeichnen. Zum gleichen Ergebnis des Lidschlusses und der Ruhehaltung kommt man aber auch, wenn man gleich zu Beginn einer Tranceinduktion zur Herstellung eines Zustands *motorischer Restriktion* und *sensorischer Deprivation* explizite Hypnoserituale benutzt. Dafür spricht auch der ökonomische Aspekt, denn mit klassischen Hypnoseritualen lässt sich eine Trance wesentlich schneller und effektiver induzieren als mit indirekten Techniken – zumindest bei den Hochsuggestiblen und bei einem großen Teil der Mittelsuggestiblen, also bei mindestens der Hälfte bis zwei Dritteln aller Patienten. Für den Rest sind die klassischen Hypnoserituale ohnehin nicht indiziert; man kann, wie oben schon angesprochen, aber durchaus auf Entspannungs- oder Imaginationstechniken oder die verschiedenen Techniken der indirekten Ericksonschen Hypnose ausweichen, bei denen die Kriterien *Evidenz* und *Unwillkürlichkeit* keine Rolle spielen.

Mithilfe der Fixationstechnik wird das hypnotische Phänomen des unwillkürlichen Lidschlusses hervorgerufen. Dieses klassische Ritual wird schon in vorchristlicher Zeit im sog. Papyrus Eber geschildert. James Braid (1843) benutzte dieses Induktionsverfahren, weil er glaubte, durch Fixation werde ein »neurologischer Schlaf« (»Neurypnology«) ausgelöst. Das Fixieren bewirkt meist ein unwillkürliches Unterdrücken des Blinkreflexes, was dazu führt, dass die Lider schwer und die Augen müde werden und sich über kurz oder lang unwillkürlich schließen. Dieser unwillkürliche Lidschluss kann dann im Sinne einer beginnenden »Trancelogik« gut begründet werden: »Und weil sich Ihre Augen von alleine geschlossen haben, können sich nun Ihre inneren Augen ganz von selbst öffnen ... und Sie sehen eine Treppe oder einen Pfad...« Diese Treppenmetapher oder eine ähnliche Metapher gibt dem Patienten die Zeit und Möglichkeit, seine Trance zu vertiefen, »... und Sie gehen Stufe für Stufe immer weiter und weiter...«, um dann irgendwann den Kontakt mit seinem Unbewussten zu finden: »Nun achten Sie darauf, wie Sie spüren: Sie kommen mehr und mehr in Kontakt mit Ihrem Unbewussten, indem die eine oder andere Hand beginnt sich zu verändern, sie geht mehr und mehr in einen Zustand leichter Steifigkeit – oder spüren Sie das eher als steife Leichtigkeit?« So oder ähnlich kann dann Armlevitation suggeriert werden.

Das Erleben der Unwillkürlichkeit bei der Armlevitation wird von fast allen Patienten als etwas Besonderes und Bemerkenswertes empfunden und so als Ratifikation der Trance angesehen. Die Wahrscheinlichkeit der Annahme und Ausführung weiterer hypnotischer Phänomene aus dem sensorisch-affektiven Bereich ist damit erhöht, nicht jedoch gesichert. In der Regel kann man dadurch aber schon gut mit ideomotorischem Signalisieren arbeiten. Ideomotorisches (oder besser »idiomotorisches«) Signalisieren (Peter 2006a, S. 44) ist ein hypnotisches Ritual, um mit dem »Unbewussten« Kontakt aufzunehmen und mit ihm zu »kommunizieren«. Es ist somit ein wesentliches Konstruktions- und Utilisations-Prinzip für das »therapeutische Tertium« (Peter 2000a). Nicht nur Erickson (1961/1995), sondern auch Cheek (1962) und LeCron (1963) haben davon ausgiebig Gebrauch gemacht. Weitzenhoffer (1996) hat Geschichte und Bedeutung des ideomotorischen Signalisierens ausführlich diskutiert. Hier genügt es, darauf hinzuweisen, dass es sich um ein rein konstruktives Phänomen handelt, das mit klinischem Sachverstand eingesetzt werden muss, und nicht um ein Instrument zur »Wahrheitsfindung«; es darf deshalb nicht mit dem in Heilerkreisen beliebten ideomotorischen »Auspendeln« von Medikamenten oder dem kinesiologischen Armtest gleichgesetzt werden (Peter 2006a, S. 49).

Das Prinzip des ideomotorischen Signalisierens ist Folgendes: Man stellt dem »Unbewussten« (verstanden als »innere Weisheit«, implizites oder stilles Wissen, episodische oder prozedurale Gedächtnisspeicher, s. o.) eine einfache Frage, die mit »Ja/Nein« beantwortet werden kann bzw. eine Frage nach dem »entweder/oder«-Schema, und gibt als Antwortoption vor, dass sich im einen Fall die eine Hand heben soll, im anderen Fall die andere, jeweils unwillkürlich, d. h. ohne willkürliche Ich-Beteiligung. Dieses »Instrument« ist beispielsweise für eine vertiefte Exploration in Hypnose und später zum Finden bzw. Nutzen unbewusster Ressourcen zur Lösung eines therapeutischen Problems hilfreich.

### Fallbeispiel: Phantomschmerzen

Einem jungen Mann war nach einem Motorradunfall der rechte Arm amputiert worden. Er hatte seitdem starke Schmerzen in der Handinnenfläche des amputierten rechten Arms (sie brannte, als ob sie auf einer heißen Herdplatte läge) und im amputierten Ellbogen (wie in einem Schraubstock). Nach der Tranceinduktion suggerierte ich die Levitation des vorhandenen linken Armes und meinte dann, was dieser Arm so gut könne, solle man dem anderen doch nicht verwehren. Weil sein Unbewusstes völlig ohne sein Zutun diesen einen Arm hochgehoben habe, möge er neugierig sein, wie das mit dem anderen (dem Phantomarm) geschehe. Er öffnete langsam die Augen, sah nach rechts unten dorthin, wo er offensichtlich die Phantomhand halluzinierte, und folgte ihr mit seinen Blicken langsam nach oben. Nach großem Lob ob der fantastischen Fähigkeiten seines Unbewussten und seiner Bereitschaft, diese Aufgaben völlig seinem Unbewussten zu überlassen, und der Erlaubnis, beide Hände nun wieder nach unten gehen zu lassen und bequem auf die Oberschenkel abzulegen, begann ich über das Prinzip der Fairness zu reden: Es sei doch so ungerecht, dass immer nur die eine Hand und der eine Ellbogen die Schmerzen tragen müssten und die andere Hand und der andere Ellbogen immer völlig frei von Schmerzen seien. Einen Ausgleich könne man aber nicht einfach verordnen, sondern man müsse wieder das Unbewusste fragen, ob das eine gute Idee sei oder nicht. Wenn das Unbewusste das für eine gute Idee hält, geht wieder der linke Arm nach oben, ansonsten der rech-

> te. Der linke begann sich zustimmend zu heben und ich fuhr fort: Man müsse fairerweise nun aber diese linke Hand auch fragen, ob sie tatsächlich bereit sei, die Schmerzen zumindest zum Teil zu übernehmen. Wenn ja, geht sie noch weiter hoch, wenn nein, bleibt sie auf der jetzigen Höhe stehen. Die linke ging weiter nach oben. Ich bestätigte und verstärkte das: »Sehr schön, dass die linke Hand ihre Zustimmung gibt«, und fuhr fort: Nun müssten wir aber auch die rechte Hand fragen, ob sie bereit ist, ihre Schmerzen loszulassen und davon an die linke abzugeben. Sie solle sich das gut überlegen und ebenfalls durch eine Levitation anzeigen. Nach einer Weile begann sich der rechte Phantomarm tatsächlich zu heben, was der Patient dieses Mal (mit geschlossenen Augen) verbal mitteilte (Fortsetzung unten). (Peter 2015j)

Diese und ähnliche motorisch-kinästhetische Rituale (für einen Überblick siehe Peter 2015d) haben zur Induktion und Vertiefung einer hypnotischen Trance sowie für die anschließende Utilisation einige Vorteile: Weil sie zu den einfacheren hypnotischen Phänomenen gehören, können sie von den meisten Patienten ausgeführt werden. Sie erzeugen relativ schnell einen Zustand motorischer Restriktion und sensorischer Deprivation als Voraussetzung für die Lockerung der allgemeinen Realitätsorientierung, die für Auftreten und Vertiefung eines Trancezustandes notwendig ist. Sie bewirkt über das Erleben von Unwillkürlichkeit relativ schnell den Eindruck der »Fremdkontrolle« bzw. Dissoziation als Voraussetzung dafür, dass die eigene »Autorschaft« bzw. das Verursachergefühl für das hypnotische Geschehen aufgegeben und einem anderen Verursacher, dem eigenen Unbewussten, anvertraut werden kann. Das Erleben von Unwillkürlichkeit, von Dissoziation oder von »Fremdkontrolle« ist für viele Menschen offenbar das entscheidende Kriterium, ob sie sich als hypnotisiert erleben oder nicht.

Es gibt aber auch Nachteile, weswegen diese klassischen Induktionsrituale in manchen Fällen nicht indiziert sind: Erlebte Fremdkontrolle bei ideomotorischen Bewegungen ist die benigne Form von seltenen Störungen, die z. B. nach Läsionen in rechtsparietalen Regionen des Gehirns oder bei fokaler Epilepsie vorkommen können – man spricht dann von einem fremden oder »anarchischen« Glied. Solche Störungen kommen manchmal auch bei schizophrenen Krankheitsbildern vor und haben Ähnlichkeit mit Symptomen bei dissoziativen oder konversionsneurotischen Störungen; die oben schon erwähnte Ähnlichkeit zwischen hypnotischen Phänomenen und psychopathologischen Symptomen ist evident. Entscheidend ist der Unterschied: Eine als unwillkürlich empfundene hypnotische Armlevitation, die zwar als fremdkontrolliert erlebt, aber durch das *eigene* Unbewusste (nicht durch eine andere Person!) gesteuert wird, kann jederzeit wieder rückgängig gemacht werden. Das setzt voraus, dass Fremdkontrolle vom Patienten nicht als traumatisch erlebt worden ist (wie z. B. nach einer Vergewaltigung) und dass ein hinreichend gutes Vertrauensverhältnis zum Therapeuten besteht; insbesondere muss dieser aber in der Lage sein, mit evtl. auftretenden Notfällen kompetent umgehen zu können.

Das eben Gesagte gilt umso mehr für das provokative motorische Phänomen der Parese oder Paralyse: Die Augen können nicht mehr willkürlich geöffnet, ein ausgestreckter Arm kann nicht mehr willkürlich gebeugt, ein auf der Armlehne ruhender Arm nicht mehr gehoben oder die Levitation kann willkürlich nicht mehr gestoppt werden, bis die Suggestion zurückgenommen wird. Wenn keine Gegenindikation vorliegt und wenn sich zeigt, dass ein Patient dazu fähig ist, sind dies sehr wirksame Rituale zur Vertiefung einer hypnotischen Trance; anders gesagt zeigt der Patient dadurch, dass er willens und fähig ist, seine Ich-Kontrolle für die Zeit der Trance aufzugeben – was gewöhnlich als Vertiefung der Trance empfunden wird – und damit alternative Kontrollprozesse zuzulassen, die unbewussten Ressourcen entspringen. Oder er lässt sich vertrauensvoll auf eine therapeutische Führung ein, die ihn zu alternativen Möglichkeiten seiner Selbstsicht und Selbstwirksamkeit führen.

## Untersuchungen zu motorisch-kinästhetischen Phänomenen

Auf Untersuchungen zur hypnotischen Parese werden wir später (▶ Kap. 3.2.3) noch näher eingehen; hier wollen wir nur die Untersuchungen zu den ideomotorischen Phänomenen besprechen.

Die subjektive Erfahrung von Fremdkontrolle wurde experimentell von Haggard et al. (2004) nachgewiesen: Ideomotorische Bewegungen wurden als qualitativ und quantitativ unterschiedlich zu normalen, willkürlichen Bewegungen empfunden. Weil aber die Bewegung nicht eingebildet ist, sondern tatsächlich stattfindet (Kriterium der Evidenz), sollten bei ideomotorischen Bewegungen auch jene Gehirnareale aktiv sein, die für die Motorik im Allgemeinen zuständig sind; und weil die Bewegung nicht als selbst initiiert und ich-gesteuert, sondern als fremdkontrolliert erlebt werden soll (Kriterium der Unwillkürlichkeit bzw. Dissoziation), sollten auch jene Gehirnareale eine stärkere Aktivierung zeigen, die für passive oder fremdkontrollierte Bewegungen zuständig sind bzw. diese von eigenkontrollierten Bewegungen zu unterscheiden vermögen; als solche Areale haben sich das Cerebellum und das parietale Operculum herausgestellt. Das Cerebellum scheint in das Funktionieren des motorischen Reafferenzprinzips involviert zu sein: Nach Ausführung einer Bewegung werden die hiervon eingehenden, afferenten sensorischen Signale mit einer vorher erstellten internen Kopie der ausgesandten, efferenten motorischen Signale (Efferenzkopie der Intention) verglichen. Bei Übereinstimmung wird diese Kopie »gelöscht« und die Aktion als selbstinitiiert und selbstkontrolliert attribuiert. Wenn keine Übereinstimmung zwischen Afferenz und Efferenzkopie festgestellt wird, wird die Bewegung entweder als passiv, als extern generiert oder als fremdgesteuert attribuiert. In allen drei Fällen kommt es zu einer signifikant erhöhten Aktivierung in bestimmten Arealen des Cerebellums (im Unterschied zu selbstkontrollierten Bewegungen); ein ähnliches Schema zeigt sich im sekundären somatosensorischen Cortex (S 2), dem parietalen Operculum.

Genau das wurde in einer PET-Untersuchung zur hypnotischen Armlevitation von Blakemore et al. (2003) bestätigt. Eine sensumotorische Desynchronisierung im EEG über den für Hand- und Armbewegung zuständigen Arealen während einer Armlevitation wurde auch von Halsband und Hinterberger (2010) gefunden. Eine reduzierte Konnektivität zwischen dem supplementär-motorischen (SMA) und dem primären Motorareal (M1) bei ideomotorischen Bewegungen (»your right hand will move all by itself«) konnten auch Deeley et al. (2013) bildlich feststellen, was auf den von Dienes (2012) postulierten

Verlust der Intentionalität hindeutet. Wurden noch Suggestionen in Richtung »Ich-Losigkeit« gegeben (»you begin to lose awareness of your own body and your surroundings – it is as though your body ceases to exist for you and you are unaware of the positions of your arms and your legs«), so zeigten sich Aktivitätsreduktionen im Präkuneus (BA 7, einem wichtigen Teil des »neuralen Selbst«), im supramarginalen Gyrus (BA 40, der nahe dem parietalen Operculum liegt) sowie in der Insel, die für somatosensorisches Körperbewusstsein steht.

Neben diesen zentralen sollten auch periphere physiologische Faktoren eine Rolle spielen, damit eine Armlevitation anders empfunden wird als eine willkürliche Bewegung. Peter et al. (2012b) haben erstmalig festgestellt, dass bei einer hypnotischen Armlevitation zum Heben und Halten des Armes 27 % weniger Spannung im Schultermuskel (Deltoideus) nötig ist als beim normalen, willkürlichen Heben des Armes. Peter et al. (2014a) konnten zudem feststellen, dass Armlevitation von den meisten Personen (57 %) auf bloße verbale Suggestionen hin ausgeführt werden kann und von weiteren 25 % nach einer kurzen taktilen Unterstützung. Nur 18 % haben so große Schwierigkeiten mit dieser Aufgabe, dass man davon absehen sollte. Trancetiefe und Unwillkürlichkeit wurden erwartungsgemäß als ausgeprägter eingeschätzt, wenn überhaupt keine (bei den 57 %) oder nur wenig (bei den 25 %) taktile Unterstützung nötig war. Als physiologische »Erklärung« zeigte sich anhand der elektrodermalen Reaktion (Hautwiderstand), dass die Probanden der letzten Gruppe, die nicht zur Armlevitation fähig waren, fast doppelt so tief entspannt waren wie die Personen der ersten Gruppe, denen die Armlevitation gelang. Armlevitation setzt Katalepsie, d. h. eine Erhöhung des muskulären Haltetonus voraus, kann also mit entspannter Armmuskulatur nicht durchgeführt werden. Das heißt, bei etwa 18 % der Patienten muss man auf dieses klassische Ritual der Armlevitation verzichten, wenn es nicht möglich ist, eine Tonuserhöhung der Armmuskulatur zu induzieren. In diesen wenigen Fällen kann man dann mit einer Art Entspannungshypnose fortfahren. Dem Prinzip der Utilisation folgend sollte man dem Patienten dann etwa kommunizieren: »Das ist völlig in Ordnung so. Manche Patienten gehen viel leichter und tiefer in Trance, wenn sie sich ganz tief entspannen. Dann werden die Hände schwer und warm.« Bei denen, die Handlevitation erleben können, könnte man das Geschehen etwa kommentieren: »Ja, sehr gut, so zeigen Sie: Sie sind ganz aufmerksam und achtsam dabei und können Ihrem Unbewussten mehr und mehr die Kontrolle überlassen.«

## 3.2.2 Evidenz, Wirklichkeit und Überzeugung: »Glauben heißt sehen«

Die Wahrscheinlichkeit, das in einer Psychotherapie Erlebte auch in die reale Wirklichkeit zu implementieren, steigt mit dem Wirklichkeitscharakter des in der Psychotherapie Erlebten. Hypnotische Trance verstärkt dieses *Evidenzerleben* bei Hochsuggestiblen relativ spontan und einfach – im Idealfall im Sinne von Illusionen bzw. Halluzinationen. Mittelsuggestible Patienten kann man zudem durch Anwendung von Techniken zur »Konstruktion von Wirklichkeit« (Peter 2015e) darin unterstützen, den Wirklichkeitseindruck zu erhöhen.

### Sinn und Zweck sensorisch-affektiver Hypnosephänomene

Zu den sensorisch-affektiven Phänomenen gehören die bei allen Sinnesmodalitäten in hypnotischer Trance auslösbaren positiven und negativen Halluzinationen bzw. Illusionen. Diese Phänomene können im Vergleich zu den motorisch-kinästhetischen von weniger Personen realisiert werden, was u. a. von der sensorischen Modalität abhängt, die halluzinativ oder illusorisch verändert werden soll, und davon, ob die Halluzination in Frage gestellt wird. Positive visuelle Phänomene (eine real nicht vorhandene Person zu halluzinieren) beispielsweise sind leichter, d. h. von mehr Personen zu realisieren als negative (eine real vorhandene Person nicht zu sehen) oder eine Kombination aus negativen und positiven olfaktorischen Halluzinationen (einen starken Ammoniakgestank als süßen Veilchenduft riechen). Geschmackshalluzinationen (einen süßen oder sauren Geschmack im Mund schmecken) sind leichter zu halluzinieren als positive akustische Halluzinationen (Musik hören); letzteres geht wiederum leichter als die Halluzination akustischer Taubheit (eine real vorhandene Stimme nicht mehr hören können).

## 3.2 Hypnotische Phänomene

In medizinischen und zahnmedizinischen Anwendungsbereichen der Hypnose finden diese Phänomene traditionell Anwendung in der hypnotischen Schmerzkontrolle; eine funktionierende hypnotische Analgesie ist definitionsgemäß eine negative Illusion. Die Veränderung der sensorischen Anteile bei eindeutig somatogenen, beispielsweise neuropathischen, Schmerzen ist erfahrungsgemäß stärker abhängig von der vorhandenen (trait-) Suggestibilität des Patienten als die Veränderung der affektiven Anteile bei psychosomatischen oder somatoformen Schmerzen, für die Faktoren der situativen (State-) Suggestibilität wie Beziehungsgestaltung und Kommunikationsformen eine wesentlichere Rolle spielen.

> Der oben erwähnte Phantomschmerzpatient war meiner Suggestion gefolgt, eine Armlevitation mit seinem nicht mehr vorhandenen rechten Arm zu entwickeln. Das war nicht nur eine kinästhetische, sondern auch visuelle Halluzination, weil er der halluzinierten Bewegung mit geöffneten Augen gefolgt war. Nachdem nun meine Fragen, ob die Linke zur Aufnahme und die Rechte zur Abgabe von Schmerzen bereit seien, jeweils mit einer Levitation zustimmend beantwortet worden waren, begann ich, die Möglichkeiten des Schmerztransfers von rechts nach links ausführlich und umständlich zu beschreiben: »*Und nun passen Sie genau auf: Wie beginnt sich das Gefühl der Schmerzen zu verschieben von der rechten [Phantom] auf die linke Hand? Beobachten Sie genau, auf welche Weise... die Schmerzen beginnen zu fließen von rechts nach links. Geht es den rechten Arm hoch, über den Schultergürtel in den linken Arm oder direkt durch die Luft, von rechts nach links? Werden sie erst rechts schwächer und verstärkt sich dann links das Gefühl? Oder umgekehrt, beginnt es erst links richtig stärker zu werden, damit es dann rechts schwächer werden kann?*« etc. In dem Maße, wie die Schmerzen auf die linke Hand und den linken Ellbogen übergingen, so behauptete ich, würde dieser immer schwerer werden und nach unten sinken, während der rechte Arm immer leichter und leichter würde. Der linke Arm sank tatsächlich nach unten und irgendwann fragte ich neugierig, was in diesem und im rechten Arm nun zu spüren sei: links eine heftige Parästhesie (ein heftiges Krib-

beln), rechts keine Empfindung mehr, der ganze rechte Arm sei »verschwunden«.

In den Folgestunden führten wir dieses Hypnose-Ritual – Fixation, Lidschluss, Armlevitation, Verlagerung der Schmerzen von rechts nach links – immer wieder durch, und er bekam es als Übung mit nach Hause. Nach etwa drei Monaten mit schon reduzierter Stundenfrequenz schlug ich ihm vor, dass wir ja auch, damit es ihm nicht langweilig werde, mit anderen Sinnesmodalitäten das gleiche Prinzip üben könnten: Wahrnehmung und Empfindung seien nicht fix und fertig festgelegt, sondern könnten modifiziert werden. Also übten wir in den Folgesitzungen – und er zuhause – positive und negative visuelle und akustische Halluzinationen: z. B. das Kreuz eines Fensters fixieren und nur dieses Fensterkreuz sehen und alles andere dahinter ausblenden, oder ein vorhandenes Bild an der Wand ausblenden bzw. ein nichtvorhandenes Bild positiv visuell halluzinieren; die nichtvorhandene Stimme eines bekannten Menschen oder eine bekannte Musik hören (positive auditive Halluzination) oder vorhandene Musik nicht hören (negative auditive Halluzination).

Der Patient wurde seine Phantomschmerzen nie wirklich ganz los, sondern hatte »nur« eine Möglichkeit gelernt, sie immer wieder erneut mit eigenen Mitteln zu lindern – ähnlich Erickson, der die letzten etwa 20 Jahre seines Lebens auch chronischer Schmerzpatient war.

In der psychotherapeutischen Praxis sind die sensorisch-affektiven Phänomene zur Konstruktion alternativer Wirklichkeiten, zur Rekonstruktion biografischer Episoden und zur Dekonstruktion traumatischer Erfahrungen von zentraler Bedeutung. Weil hierbei der persönliche Sinngehalt bzw. die affektive Bedeutung sehr wichtig sind, spielen die situativen Faktoren der (State-) Suggestibilität eine größere Rolle als die Trait-Suggestibilität.

In einer Traumatherapie beispielsweise bedient man sich in vielfältiger Weise positiver und negativer Halluzinationen und Illusionen, um Kontrolle über negative Intrusionen wiederzugewinnen: Die Imagination eines »sicheren Platzes« soll zunächst mit Hilfe aller Sinnesmodalitäten und -qualitäten und möglichst auch durch räumliche Orientierung als eine halluzinativ erlebte alternative Wirklichkeit positiv konstruiert werden (Peter 2015e). Im nächsten Schritt dieser Phase der Stabilisierung und Symptomkontrolle folgt dann oft eine geplante Dekonstruktion des traumatischen Erlebens. Hierbei werden jene Aspekte intrusiver Wahrnehmung und überschießender Affekte, die zu quälend sind, als dass sie kognitiv und emotional verarbeitet werden könnten, mit Hilfe negativer Halluzinationen dissoziiert. Erst dann ist eine gestufte Konfrontation mit dem traumatischen Ereignis sinnvoll, um schließlich eine Neuinterpretation und nachfolgende Reintegration in die Biografie des Patienten einzuleiten. Zum Thema »Hypnose in der Traumatherapie« liegen sehr viele Arbeiten vor, von denen hier nur ein Teil genannt werden kann: Van der Hart et al. (1995), Van der Hart und Nijenhuis (1995), Kluft (1995), Peter (2006b), Perren-Klingler (2015) und Van der Hart (2015).

Ganz allgemein enthält jede hypnotische Altersregression eine Vielzahl positiver und negativer Illusionen und Halluzinationen, d. h. ganz unterschiedlicher sensorisch-affektiver Phänomene, die sowohl aus episodischen und prozeduralen Gedächtnisinhalten im Sinne historischer Wahrheit erinnert als auch in der therapeutischen Situation neu konstruiert sein können. Letzteres trifft insbesondere dann zu, wenn maladaptive Repräsentationen der Biografie eines Patienten revidiert werden sollen, um bestimmte Aspekte der Vergangenheit unter einer adaptiveren Perspektive sehen zu können (Peter 2015a). Das Fallbeispiel in Kapitel 6 beschreibt ein solches Vorgehen zur »Neukonstruktion der Vergangenheit«, das heute – ohne hypnotisches Beiwerk – als »Imagery Rescripting« in die Verhaltenstherapie Eingang gefunden hat.

### Untersuchungen zu sensorisch-affektiven Phänomenen

In grober Vereinfachung kann man das Gehirn anhand der Zentralfurche einteilen in ein posterior-*sensorisches* und ein anterior-*effektorisches* System. Die normalen Verarbeitungsprozesse starten üblicherweise posterior bei der Wahrnehmung, werden dann zur Prüfung und Bewertung in das anteriore System projiziert und danach von ebenfalls anterior lokalisierten Effektorsystemen (z. B. durch den Motorcortex oder die Sprachzentren der Broca- und Wernicke-Areale) ausgeführt. Im Unterschied dazu beginnt dieser Prozess in Hypnose mit den verbalen Suggestionen als einzigem sensorischen Input (der Patient hat meist die Augen geschlossen und sitzt oder liegt unbeweglich da); wenn diese Suggestionen – wegen des Hypnosezustands unkritisch, d. h. ohne anteriore Prüfung und Bewertung – angenommen und akzeptiert worden sind, werden sie direkt ins posteriore System projiziert und dort als Halluzinationen wahrgenommen (*Evidenzerleben*). Die Reihenfolge ist in Hypnose also umgekehrt; dies kann man als eine Form der Dissoziation verstehen. Seit Raichle et al. (2001) sollte man dieser Einteilung, die von Spiegel und Kosslyn (2004) vorgeschlagen worden war, noch das medial lokalisierte Ich-System des Default Mode Networks (DMN, s. o.) hinzufügen, das erst seit etwa 2009 Eingang in den hirnphysiologischen Hypnosediskurs gefunden hat.

Es liegt inzwischen eine ganze Reihe von Untersuchungen vor, die zeigen, dass es sich bei hypnotisch induzierter Dissoziation tatsächlich um einen anderen Mechanismus handelt als um einfache imaginative Prozesse der Wahrnehmungslenkung, wie sie aus der allgemeinen Psychologie und aus der Verhaltenstherapie bekannt sind (Friederich et al. 2002). Ein grundlegender zerebraler Mechanismus für dissoziative hypnotische Phänomene, die bei negativen Halluzinationen oder Illusionen eine Rolle spielen, scheint zu sein, dass die im Normalzustand etablierte Kommunikation verschiedener Hirnareale (Konnektivität) durch entsprechende hypnotische Suggestionen so geändert wird, dass es zu einer Störung der Synchronisation in jenen Netzwerken kommt, die für ein bestimmtes Verhalten zusammenwirken (nachweisbar im EEG); für Schmerz haben dies Weiss und Miltner (2010) nachgewiesen. Im Gegensatz dazu sind bei positiven Phänomenen jene Areale eines assoziativen Netzwerks aktiviert, die auch im Normalzustand die entsprechende Wahrnehmung konstituieren (für halluzinierten Schmerz vgl. z. B. Derbyshire et al. 2004, 2008; für visuelle Illusionen vgl. Kosslyn et al. 2000).

Die erlebte Qualität der sensorischen Phänomene lässt sich mit Hilfe von bildgebenden Verfahren auch hirnphysiologisch gut und plausibel abbilden (vgl. z. B. Peter 2008). Die erste herausragende Studie stammt von Pierre Rainville et al. (1997). Diese Forschergruppe konnte zeigen, dass das Herauf- und Herunterregeln der affektiven Komponente des Schmerzerlebens mit Hilfe gezielter Suggestionen mit entsprechenden Aktivierungsänderungen im anterioren cingulären Cortex (ACC) verbunden war. Dabei blieb der primäre somatosensorische Cortex (S1), der für die rein sensorische Komponente der Schmerzwahrnehmung zuständig ist, unbeeinflusst. Diese sensorische Komponente im primären und sekundären somatosensorischen Cortex (S1 und S2) zu modulieren gelang hingegen nicht so eindrücklich wie bei der affektiven: Eine Verringerung der Schmerzintensität durch gezielte hypnotische Suggestionen gelang nicht so gut und spürbar wie deren Intensivierung (Hofbauer et al. 2001). Das entspricht der oben schon erwähnten Erfahrung in der Therapie: somatogene Schmerzen, d. h. solche mit hohem sensorischen Anteil, erfordern höhere Hypnotisierbarkeit als psychosomatische oder somatoforme Schmerzsyndrome, bei denen der affektive Schmerzanteil dominiert. Derbyshire et al. (2004) konnten zeigen, dass das Schmerznetzwerk im Gehirn bei imaginierten Schmerzen nach einer Hypnoseinduktion dem Schmerznetzwerk bei real zugefügten Schmerzen (Hitzestimulation) signifikant ähnlicher ist als jenes bei bloßer Vorstellung ohne Hypnoseinduktion. Das Gleiche konnte auch bei Fibromyalgiepatienten nachgewiesen werden (Derbyshire 2008). Gerade zum Thema »Hypnose bei Schmerz« liegt eine fast unüberschaubare Fülle von Belegen vor, die mehrfach zusammengefasst worden sind, z. B. in Scholz (2013), Jensen (2012) oder Peter (1986; 1998; 2015b; 2017).

Die Bedeutung der Hypnoseinduktion zeigte sich auch in einer Untersuchung zu auditiven Halluzinationen: Szechtman et al. (1998) konnten eine Aktivierung im rechten rostralen Gyrus Cinguli (BA 32) nachweisen, wenn die hochhypnotisierbaren Versuchspersonen den Stimulus tatsächlich hörten und gleichermaßen, wenn sie ihn unter Hypnose ohne reale Vorlage auditiv halluzinierten. Die Klarheit und Externalität des hypnotisch-halluzinativ Gehörten (der Eindruck, dass das Gehörte von außen kommt) korrelierte positiv mit der ACC-Aktivierung. Mit bloßer Vorstellung ohne Hypnose war das nicht möglich. Die Möglichkeiten von hypnotisch erzeugten visuellen Halluzinationen wurden schon oben im Kapitel 3.1.2 über die »individuelle Trance« besprochen (▶ Kap. 3.1.2).

## 3.2.3 Schemata, Innenwelten und Ichzustände: »Wer bin ich und wenn ja, wie viele?«[11]

In den meisten Lehrbüchern werden die sensorischen Phänomene zu den kognitiven Phänomenen gezählt. In der hier vorgenommenen phänomenologischen Einteilung beschränken sich die kognitiven Phänomene allerdings nur auf jene, welche auf einer explizit kognitiven Unfähigkeit beruhen wie beispielsweise bei *Amnesie* oder beim scheinbar zwanghaften, fremdgesteuerten Befolgen *posthypnotischer Suggestionen*. Komplexere kognitive Phänomene, die sensorische Phänomene einschließen, sind *selbstbezogene Illusionen* oder *Ich-Delusionen* (Connors 2015). Kognitive hypnotische Phänomene gehören zu den schwierigsten und werden meist nur von hochhypnotisierbaren Personen realisiert.

In der sog. goldenen Ära der Hypnose Ende des 19. Jahrhunderts glaubte man offenbar, gerade mit Amnesie und posthypnotischer Suggestion psychotherapeutische Veränderungen bewirken zu können, doch man musste feststellen, dass beide Techniken für viele Patienten und/oder langfristige Verhaltensänderungen nicht effektiv genug waren. Noch 1936/37 glaubte der Heidelberger Hypnosearzt Ludwig Mayer, mit diesen beiden Phänomenen ließe sich ein »Verbrechen in Hypnose« durchführen. Heute spielen Amnesie und posthypnotische Suggestion keine dominante Rolle in der Hypnotherapie, wenn man darunter nur die einfachen direkten Suggestionen versteht, wie sie in Bühnenhypnosen demonstriert werden: Nach dem »Vergessen« einer Zahl können keine Rechenoperationen mehr durchgeführt werden, in denen diese Zahl vorkommt; nach formaler Beendigung der Hypnose wird kompulsiv eine Handlung ausgeführt, die vorher in Hypnose suggeriert worden war. Psychotherapeutisch sinnvoll und angebracht sind hingegen Suggestionen, die auf komplexere Änderungen im Selbstkonzept einer Person abzielen und so eine Veränderung von Schemata erreichen. Hierfür spielen diese kognitiven Phänomene, insbesondere auch die selbstbezogenen Illusionen, eine wesentliche Rolle.

---

11 Das ist der Titel eines Buches von R. D. Precht (2007). Davor hatte Gunther Schmidt diesen Titel als Überschrift für einen Workshop schon verwandt.

## 3.2 Hypnotische Phänomene

Hypnose in der Psychotherapie besteht nicht darin, dass der Patient – weil in Trance – dazu bewogen wird, therapeutisch gut gemeinte Suggestionen kritik- oder widerstandslos zu befolgen. Vielmehr soll er dazu ermuntert werden, sein Selbstkonzept und seine Überzeugungen über seine Denk-, Erlebens- und Handlungsfähigkeit sowie seine soziale Rolle mehr oder weniger umfangreich und tiefgreifend zu ändern. Nur so werden die ursprünglichen »Fremdsuggestionen« zu genuinen »Autosuggestionen« (Langen 1972, S. 7) und entgehen dem normalen Zerfallsprozess von Erinnerungen.

### Sinn und Zweck kognitiver Hypnosephänomene

Amnesie und posthypnotische Suggestionen spielen also auch in der modernen Hypnotherapie eine wichtige Rolle: Elaborierte »Amnesietechniken« sind spätestens dann nötig, wenn man in Altersregressionen unerwartet auf traumatisches Material stößt und dieses in der aktuellen Sitzung nicht vollständig oder adäquat aufarbeiten kann. Vor allem aber sind Amnesietechniken dann unabdingbar, wenn man mit Traumapatienten arbeitet. Die in fast allen Traumatherapien benutzten »Tresortechniken« (belastendes Material soll bis zur nächsten Sitzung »weggesperrt« werden) sind von hypnotherapeutischen Amnesietechniken (Erickson und Rossi 1974/1997; Zeig 1985; Peter 2015d) abgeleitet. Nur im Einzelfall ist es möglich, sie von bloßer Compliance zu unterscheiden. Compliance nutzt das deklarative, explizite Gedächtnis (»ich *will* nicht daran denken«); Amnesie hingegen bezieht sich hauptsächlich auf das implizite Gedächtnis (»ich habe *keine Erinnerung*; es ist mir entfallen«). Posthypnotische Amnesie bezeichnet die Unfähigkeit zu erinnern, was während der hypnotischen Trance erlebt oder gelernt wurde; sie bezieht sich auf Teile oder auf alles, tritt spontan auf oder auf eine entsprechende Suggestion hin. Wesentlich ist, dass sie reversibel ist und auf eine entsprechende Suggestion hin oder in einer erneuten Trance wieder aufgehoben werden kann. Zur Teilamnesie gehört auch die Quellenamnesie, die nicht unbedingt notwendig, aber hilfreich für erfolgreiche posthypnotische Suggestionen ist: Der Inhalt bzw. die Information wird zwar erinnert und deshalb die posthypnotische Aufgabe ausgeführt, nicht erinnert wird aber die Quelle der Information, d. h., wer die entsprechende Aufgabe wann gegeben hat. Im Alltag entspricht das dem unbewussten oder unbeabsichtigten Plagiieren, d. h. dem Erinnern von Inhalten, als seien sie eigene Gedanken, und einer Amnesie dafür, dass sie von einem anderen Autor übernommen wurden.

Von einer posthypnotischen Aufgabe spricht man dann, wenn dem Patienten ein konkretes Verhalten während der Hypnose suggeriert wird, was aber erst nach Tagen, Wochen oder Monaten bei Eintritt einer bestimmten Situation oder eines konkreten Ereignisses realisiert werden soll. Damit solche Suggestionen effektiv sind, soll das Zielverhalten in einer kurzen Losung griffig und v. a. positiv formuliert, assoziativ mit internen und externen Reizen sensorisch verbunden und möglichst handlungsbezogen sein (Scholz et al. 2008; Meiss 2015b; Scholz 2015).

> Ein geringfügig übergewichtiger Herr hatte die Angewohnheit, sich abends eine Tafel Schokolade ans Bett mitzunehmen und sie bei der Bettlektüre zu verzehren. Nach einer Tranceeinleitung erhielt er folgende Suggestion: »*Und wenn Sie sich jetzt vorstellen, Sie liegen in Ihrem Bett und haben in greifbarer Nähe diese bestimmte Schokolade und Sie sehen das Etikett, das Sie so gut kennen, dann öffnen Sie die Schokolade und brechen genau ein Stück ab und haben, nachdem Sie das Stück gegessen haben, unweigerlich das Gefühl totaler Gleichgültigkeit. Sie können gar nicht anders, als die Schokolade zu ignorieren. Sie wird so unwichtig, dass Sie sie vergessen, dass Sie sie fast nicht mehr wahrnehmen. Sobald Sie das eine Stück Schokolade gegessen haben, stellt sich unweigerlich ein Gefühl von Sättigung ein und die Schokolade wird vollkommen reizlos. Sobald Sie das erste Stück gegessen haben, spüren Sie unwillkürlich ein Gefühl von Sättigung und die Schokolade wird vollkommen gleichgültig, vollkommen gleichgültig.*« Der Patient berichtete, noch eine Woche lang ein Stück Schokolade pro Abend gegessen zu haben – mit leichtem Übelkeitsgefühl; dass er dann ganz aufgehört und seitdem in sechs Wochen zwei Kilo abgenommen habe. (Revenstorf 2017)

Die in hypnotischer Trance erarbeiteten selbstbezogenen Illusionen stellen das Herzstück einer gelungenen Hypnotherapie dar, wenn nicht

## 3.2 Hypnotische Phänomene

nur einzelne Verhaltenssequenzen, sondern komplexere, ich-bildende Schemata verändert werden: Ein exzessiver Gewohnheitsraucher soll nicht bloß eine Zeitlang die Zigarette vergessen (Amnesie) oder Übelkeit empfinden, wenn er Zigarettenrauch riecht (posthypnotische Suggestion), sondern von sich das Bild eines Menschen entwickeln, der auch ohne Sucht-Befriedigung durch Nikotin gut leben kann. Ähnliches gilt für andere Süchte und für komplexere psychische, psychosomatische oder somatoforme Syndrome, wie in dem klinischen Fallbeispiel im Kapitel 6 demonstriert wird (► Kap. 6).

### Untersuchungen zu kognitiven Phänomenen

Zur Amnesie und zu posthypnotischen Aufgaben gibt es eine Reihe von experimentellen Untersuchungen, auf die in Peter (2015d) und Scholz (2015) Bezug genommen wurde, jedoch noch sehr wenige, die mit bildgebenden Verfahren durchgeführt wurden. Die jüngste Untersuchung stammt von Ludwig et al. (2014), welche mit fMRI die Wirkung posthypnotischer Suggestionen auf das Essen ungesunder Snacks überprüft haben; eine andere MRI-Studie bezog sich auf posthypnotische Amnesie (Mendelsohn 2008). Auch selbstbezogene Illusionen wurden in den letzten Jahren von einem australischen Forscherteam ausgiebig untersucht (Barnier et al. 2011; Connors et al. 2014), allerdings nicht an klinischen Stichproben und nicht mit bildgebenden Verfahren. Letzteres gilt auch für eines der im psychotherapeutischen Kontext wichtigsten kognitiven Phänomenen: Es liegen bislang noch keine hirnphysiologischen Daten für die induzierte »falsche Erinnerung« (false memory) vor; jedoch gibt es dazu sehr wohl eine sehr reichhaltige experimentelle und klinische Literatur, zusammengefasst von Laurence und Perry (1988). Wie so häufig scheint für die Produktion solcher pseudomnestischer Phänomene der hypnotische Kontext nicht unbedingt notwendig zu sein (Barnier und McConkey 1992; Loftus 1997), er ist wohl aber sehr hilfreich, um die Überzeugung von der Richtigkeit der (»falschen«) Erinnerung zu festigen. Wie schon mehrfach betont: Der Zustand der Hypnose erhöht den Evidenzcharakter des Erlebten. Dieses Phänomen der induzierten Pseudomnesie bildet im Kontext selbstbezogener Illusionen die Voraussetzung, dass Neukonstruktionen der Vergangenheit in hypnotischen Altersregressionen bzw. Imagery Rescripting überhaupt möglich sind (vgl. hierzu das Fallbeispiel »Kindermädchen« in ▶ Kap. 6).

Aus diesen Daten und aus den gleich noch zu besprechenden experimentellen Untersuchungen mit bildgebenden Verfahren können wir für die hypnotherapeutische Praxis schlussfolgern, dass Hypnose in der Lage ist, habituelle Schemata effektiv zu verändern. Weil diese Veränderungen durch Hypnose meist nur bei Hochsuggestiblen gefunden wurden, wäre es interessant zu überprüfen, ob die Effektivität nicht-hypnotischer Interventionen – beispielsweise die des imaginativen Überschreibens (imagery rescripting) der Schematherapie – mit Hypnotisierbarkeit in Zusammenhang steht.

Oben wurde schon die Deaktivierung des DMN durch eine Hypnoseinduktion beschrieben und auf die damit einhergehende Ich-Losigkeit bzw. Ich-Freiheit (Revenstorf 2012, 2017) hingewiesen. Diese DMN-Deaktivierung betrifft offenbar nur die Phase der Tranceinduktion und ist auch da nur vorübergehend (im Gegensatz zur achtsamkeitsbasierten Meditation, während der sie andauern soll). Zu Beginn einer psychotherapeutischen Arbeit in hypnotischer Trance hat das offensichtlich den Vorteil, dass Patienten ihre meist negativen bzw. symptomstabilisierenden Selbstgespräche verstummen und ihre ungünstigen Selbstbilder und dysfunktionalen Schemata eine Zeit lang ruhen lassen. Wir haben ebenfalls schon auf die erneute Reaktivierung des DMN während konkreter hypnotischer Aufgabe hingewiesen, wie sie De Lange et al. (2007), Cojan et al. (2009) und Pyka et al. (2011) für hypnotische Parese bzw. Paralyse festgestellt haben. Die konkreten Suggestionen in diesen Studien waren zwar nicht therapeutisch, sie demonstrieren aber gut die Möglichkeiten der Einflussnahme auf das Selbstbild und die Selbstwirksamkeit durch Hypnose: Während der suggerierten Paralyse der Hand zeigte sich beispielsweise in der Studie von Cojan weder im primären Motorcortex (M1) noch im prämotorischen Areal eine Beeinträchtigung. Die Funktion dieser beiden für die Motorik notwendigen Cortexareale war also unbeeinflusst, obwohl die Probanden ihre Hand nicht mehr bewegen konnten. Verantwortlich für die Paralyse war die Aktivierung des Präcuneus sowie eine erhöhte Konnektivität zwischen Präcuneus und M1 (nicht jedoch zum prämotorischen Areal). Das heißt, durch die Suggestion wurde offenbar hauptsächlich das Selbstbild der Probanden – die »minimal phenomenal selfhood« nach Thomas Metzinger (Blanke und Metzinger 2009) – verändert und diese geänderte Selbstreferenz (im Präcuneus: »Ich kann meine Hand nicht bewegen«) wirkte sich direkt auf das motorische Areal M1 aus. Es handelte sich dabei also nicht um eine willentliche Reaktionsvermeidung, denn die bewusst hervorgerufene Reaktionshemmung zeigte sich in dieser Untersuchung in einer Aktivierung des inferioren frontalen Gyrus; auch die Intention, die gewöhnlich dem prämotorischen Areal zugerechnet wird (»ich will meine Hand nicht bewegen«), war unbeeinflusst. Außerdem handelte es sich bei dieser hypnotisch suggerierten nicht um eine funktionelle Paralyse, bei der sich eine Aktivierung im ventromedialen präfrontalen Cortex gezeigt hätte (Vuilleumier 2014):

> »This pattern suggests a possible neural mechanism by which increases in self-monitoring processes may take control over the left-hand movements based on internal representations, derived from hypnotic suggestions and mental imagery, in place of the habitual responses to external stimuli that are normally under the guidance of premotor programs.« (Cojan et al. 2009, S. 871)

Pyka et al. (2011) konnten dieses Ergebnis replizieren, ebenfalls mit einer Aufgabe zur hypnotischen Paralyse, und um zusätzliche Befunde erweitern: Neben dem Präcuneus waren auch der zum DMN gehörige, unterhalb des Präcuneus (PCu) gelegene posteriore cinguläre Cortex (PCC) aktiviert sowie der oben schon angeführte dorsolaterale präfrontale Cortex (DLPFC), zu dem ebenfalls eine starke Konnektivität gefunden wurde: »As the DLPFC is related to cognitive control, including self-control processes [...], the increased PCC/PCu-DLPFC connectivity may be a neurobiological correlate of self-control processes maintaining hypnotic paralysis« (Pyka et al. 2011, S. 2180). Das heißt, die Suggestionen der Forscher haben zu einer relativen Änderung des Selbstbildes und der Selbstkontrollprozesse der Probanden geführt. Der Präcuneus war auch in der Untersuchung von Ludwig et al. (2014) funktionell an der Wirkung posthypnotischer Suggestionen beteiligt, mit deren Hilfe Ekelgefühle in Bezug auf ungesunde Snacks erzeugt werden sollten. Haupteffekte zeigten sich hier jedoch im Aktivierungsmuster des ventromedialen präfrontalen Cortex (vmPFC), der bei Bewertungs- und Entscheidungsprozessen eine wesentliche Rolle spielt: Hier zeigte sich, dass Hypnose (im Vergleich zu bloßer Autosuggestion) eine »wahrhaftigere« Verringerung der wahrgenommenen Attraktivität der Snacks induzierte.

### 3.2.4 Zusammenfassung: Verändertes Bewusstsein

Die hirnphysiologischen Untersuchungen, insbesondere solche mit bildgebenden Verfahren, zeigen eine vielschichtige Perspektive der Veränderung in der zerebralen Verarbeitung, die durch Hypnose bewirkt werden kann. Die Befunde sind von erheblicher klinischer Bedeutung, denn sie weisen nach, dass Hypnose einen veränderten Bewusstseinszustand jenseits von Compliance und Simulation darstellt, in dem sich therapeutische Veränderungen erreichen lassen, die im Alltagsbewusstsein nicht möglich sind. Damit bewahrheitet sich Ericksons Vermutung, dass in hypnotischer Trance vorübergehend andere mentale Mechanismen der Verknüpfung aktiviert werden, die Problemlösungen erleichtern, welche sich nachhaltig im Handeln und Erleben der Patienten niederschlagen. Im veränderten Bewusstsein durch hypnotische Trance können das Selbstbild erweitert und die eigenen Erinnerungen an vergangene Erfahrungen neu konstruiert werden – in einer Weise, die dem Patienten im Alltagsbewusstsein unmöglich erscheint. Empfindungen, Gefühle und Verhaltensmuster können so verändert werden, dass sie sich positiv auf die Lebensqualität und auf die Verminderung von Leiden auswirken.

Der gemeinsame Nenner dieser hypnotischen Wirkmechanismen ist die Unterbrechung der selbstreflektorischen Aktivität (operationalisiert durch das DMN), die in eingeschränkter Weise um die einmal gelernten »Eigenwerte« kreist, wie es von Förster (1999) in einer mathematischen Metapher beschrieben hat: So, wie man durch wiederholte Anwendung der Quadratwurzel auf ihr Ergebnis bei beliebigen Ausgangswerten immer bei Eins landet, kreist das Alltagsdenken immer um gewohnte Bewertungen, die häufig einschränkend sind. Wenn man einen hypnotischen Trancezustand erreicht und die Eigenwerte des Alltagsdenkens hinter sich lässt, öffnet sich ein größerer mentaler Raum. Darin werden

## 3.2 Hypnotische Phänomene

bisher ungenutzte Ressourcen zugänglich, z. B. kontraphobische oder kontradepressive Zustände. Auf diese Weise wird es möglich, motorische Muster automatisch zu unterbrechen (z. B. dysfunktionale Gewohnheiten), belastende Erinnerungen zu entschärfen (z. B. Traumata) und sensorische sowie affektive Schemata dissoziativ abzuschwächen (z. B. Schmerz). Diese Art des Neuentwurfs des Selbstbildes geschieht nicht durch die willentliche Entscheidung, anders sein zu wollen, oder die bewusste Unterdrückung dysfunktionaler Anteile und Wahrnehmungen, sondern Ich-Anteile werden in unwillkürlicher Weise aktiviert, die eine Person sich anders fühlen, anders wahrnehmen und sich anders verhalten lassen. Durch die Unwillkürlichkeit werden derartige Veränderungen als evident, also als wirklich und authentisch erlebt. Auf die therapeutische Umsetzung dieser Mechanismen gehen wir in den nächsten Abschnitten ein.

# 4 Kernelemente der Diagnostik in der Hypnotherapie

Das berufs- und sozialrechtliche System macht es auch für niedergelassene Hypnotherapeuten nötig, für Antrags- und Rechnungsstellung allgemein anerkannte Diagnosen zu benutzen und sich innerhalb des vorgegebenen Rahmens der Berichtspflicht zu bewegen. Jenseits dieser professionellen Standards gibt es jedoch eine Reihe von hypnotherapeutischen Perspektiven, die sich auf das Menschenbild und somit auch auf die Diagnostik auswirken.

## 4.1 Das Utilisations-Prinzip

Hypnotherapie basiert auf den radikalen Prämissen des Nichtwissens und der Absichtslosigkeit. Das klingt für eine professionelle Berufsausübung vielleicht absurd. Doch damit sind zwei Annahmen gemeint, die das Menschenbild der Hypnotherapie betreffen.

Erstens hat der Patient die Ressourcen zur Bewältigung seiner Probleme, auch wenn er nicht daran glaubt. Daher wird eine fiktive Figur kreiert – das »therapeutische Tertium« im Therapieraum – (▶ Kap. 3.1 und 3.2.1), das sogenannte Unbewusste, das alles weiß und mit dessen Umgang sich der Hypnotherapeut bestens auskennt. Diese Metapher des »Unbewussten« und dieses »Ressourcenmodell« setzt allerdings voraus, dass in Kindheit und Jugend genügend Ressourcen gesammelt und internalisiert worden sind, um sie in hypnotischer Trance abrufen zu können. Für frühe und schwere Ich-strukturelle Störungen

## 4.1 Das Utilisations-Prinzip

gelten andere Prämissen und Strategien, die beispielhaft von Zindel (2015a) beschrieben wurden. Das hypnotherapeutische Vorgehen bei schwächerer Ich-Struktur wird weiter unten detaillierter ausgeführt (▶ Kap. 4.4).

Zweitens verzichtet der Therapeut auf die Deutungshoheit, die mit einer Diagnose sowie mit der Annahme einer Pathologie beginnt, was implizit mit einer Abwertung des Patienten verbunden ist. Aus der diagnostischen Kategorie resultiert eine Hypothese über die Heilungschancen und deren Grenzen sowie eine Indikation für bestimmte Methoden aus dem Interventions-Repertoire, was u. U. mit dem Ausblenden anderer Möglichkeiten einhergeht. Die diesem Ansatz entgegengesetzte hypnotherapeutische Grundhaltung gipfelt in Ericksons Formulierung, dass jeder Patient eine eigene Theorie verdient (Erickson 1952/1995) oder, wie der Gestalttherapeut Erv Polster sagt: »Everybody`s life is worth a novel« (Polster 1987).

Das Vorgehen in der Hypnotherapie ähnelt dem eines Dschungelführers. Er weiß nicht, wohin der Patient möchte, aber er kennt die sicheren und die unsicheren Stellen auf dem Weg, den beide gehen, und er hat zahlreiche Hilfsmittel (Stricke, Planken, Schwimmflossen usw.), um die gemeinsame Expedition so sicher wie möglich zu machen. Er weiß, wo im neuronalen Urwald die Krokodile lauern und wo die Bananen hängen. Es gibt daher in der Hypnotherapie keine langfristige Therapieplanung und keine Manuale, die abzuarbeiten wären. Eine Ausnahme bilden Wirksamkeitsstudien, in denen der Therapeut aus einer Sammlung von Interventionen eine für die jeweilige Situation passende auswählt und in denen der Therapieverlauf dokumentierbar sein muss, wie z. B. in der Depressionsstudie an der Universität Tübingen (Wilhelm-Gößling und Schweizer 2017). Es sind nur kurzfristige Hypothesen, die den Therapeuten beschäftigen und deren Brauchbarkeit in situ, u. a. auch durch idiomotorische Befragung des Unbewussten (z. B. durch Fingersignale, Handlevitation), validiert werden.

Hypnotherapie geht wissenschaftstheoretisch von der konstruktivistischen Sichtweise aus, dass das Verhalten durch Konzeptionen bezüglich der Umwelt und des Selbst gesteuert wird, die manchmal dysfunktional geworden sind. Der hypnotische Kontext und der damit verbundene Trancezustand erleichtern eine Revision der Realitätswahrnehmung durch eine Neukonstruktion und Revision dysfunktionaler Schemata (vgl. die Fallbeschreibungen des Phantomschmerzpatienten in ▶ Kap. 3 und des Kindermädchens in ▶ Kap. 6 sowie die Fallvignetten im Verlauf dieses Kapitels). Ein weiteres wesentliches Merkmal hypnotherapeutischer Arbeit liegt im Ressourcen-orientierten Vorgehen. Damit ist die Ausrichtung der Therapie auf die Fähigkeiten und nicht auf die Defizite des Patienten gemeint. Das bedeutet Utilisation dessen, was der Patient mitbringt, und kann auch die Umdeutung (Reframing) des Symptoms als kreativen, wenn auch mit Nachteilen behafteten Lösungsversuch einschließen. Während eine defizit-orientierte Diagnostik eher zu einer Selbstwertschwächung des Patienten beiträgt, wird mit dem Utilisations-Prinzip darauf hingearbeitet, den Selbstwert des Patienten zu stärken und damit Selbsthilfekräfte zu mobilisieren. Für eine bestimmte Störung (etwa Schmerzen, Warzen, Rauchen, Phobien) wird eine Lösung angestrebt, die sich vom bisherigen Zustand dadurch unterscheidet, dass dafür ungenutzte Möglichkeiten des Patienten einbezogen werden.

Mehr als in anderen Therapieformen wird das Therapieangebot auf die Individualität des Patienten abgestimmt. ICD- oder DSM-Diagnosen müssen für Krankenkassenanträge zwar formuliert werden, in erster Linie interessiert den Hypnotherapeuten jedoch ein erweitertes Empathieverständnis, indem er beobachtet, wie der Patient die Therapiesituation inszeniert. Er bemüht sich also zu sehen, was der Patient braucht, um zu kooperieren. Braucht er Kontrolle, Unterstützung oder Eigenständigkeit? Entsprechend sagt der Therapeut im ersten Fall vielleicht »Wollen Sie langsam oder schnell in Trance gehen« oder, im zweiten Fall, »Beim nächsten Ausatmen schließen Sie einfach die Augen und Sie gehen in eine angenehme Trance... tiefer und tiefer« und im dritten Fall eher »Ich weiß nicht, ob Sie jetzt schon in eine tiefe Trance gehen können«. So nutzt er die Motivationsstruktur durch »pacing«; er versucht, der inneren »Landkarte« des Patienten zu folgen, wohl wissend, dass er damit zunächst die Symptomatik unterstützt. In ähnlicher Weise berücksichtigt er beispielsweise die Geschwisterkonstellation, die berufliche und die ideologische Orientierung (sofern Letztere nicht mit der eigenen kollidiert) und Anderes.

## 4.1 Das Utilisations-Prinzip

Der Hypnotherapeut analysiert die Übertragung und versucht herauszufinden, welche Form der positiven Gegenübertragung hilfreich sein könnte. Soll er z. B. am besten als Chirurg, als Mutter, Magier oder Berater handeln (Mende 2009)? Er behält seine negative Gegenübertragung im Blick und steuert wenn nötig eventuell dagegen (Revenstorf und Durian 2015). Grundsätzlich geht er davon aus, dass das Wie der Interaktion wichtiger als das Was der Diagnose ist und dass sich auch in der zwischenmenschlichen Interaktion das Problem manifestiert (▶ Kap. 4.2). Die Betonung der individuellen Besonderheiten des Patienten unterstützt die Entwicklung einer positiven Beziehung zum Patienten. Dabei dient die Charakteristik seines Interaktionsstils als Hinweis für die Gestaltung der Beziehungsaufnahme. Implizit diagnostiziert der Therapeut zwar das, was einem bestimmten Profil auf der Achse 2 des DSM entspricht; es wird aber nicht als Persönlichkeitsstörung aufgefasst, sondern als Persönlichkeitsstil, dem sich der Therapeut anpassen kann. Auch wird er auf ausgesprochene und unausgesprochene Konflikte achten, wie sie etwa in der operationalisierten psychodynamischen Diagnostik (OPD) zusammengestellt sind (▶ Kap. 4.3). Diese Konflikte könnten die motivationale Grundlage für das Symptom sein und es als Lösungsversuch verständlich machen; ohne ihre Bearbeitung wäre dann eine Veränderung schwierig. Sowohl Achse-2-Kategorien des DSM wie OPD-Konflikttypen werden als Landkarten betrachtet, die den Zugang zum Patienten erleichtern können, ohne ihn zu pathologisieren.

Eine der Grundannahmen Ericksonscher Therapie ist, dass der Therapeut im Patienten jene Lösungsmöglichkeiten mobilisieren sollte, welche dieser schon gelernt hat, und dass er ihm dabei möglichst weit entgegenkommt. Der Therapeut suggeriert also nicht eine bestimmte Veränderung und einen vorbestimmten Weg dahin, sondern begleitet den internen Suchprozess des Patienten. Er überprüft hierbei ständig, wie die Trance und die weiteren Interventionsangebote rezipiert werden. An nonverbalen Reaktionen wie Atmung, Mimik, Körperbewegungen, Zeichen von Anspannung usw. des Patienten bemerkt er, ob er das Vorgehen verändern oder nachfragen muss, wo sich der Patient aktuell innerlich gerade befindet. Der Therapeut ist bereit, zurückzurudern, wenn der Patient signalisiert, dass der Rapport verloren geht.

Das Utilisations-Prinzip bedeutet, dem Patienten zunächst in seiner mentalen Landkarte zu begegnen und ihm zu folgen (»pacing«). Erst danach wird der Therapeut versuchen, ihn in kleinen Schritten dahin zu führen (»leading«), seinen Erfahrungshorizont zu erweitern (siehe Beispiel in ▶ Kap. 4.2).

Man könnte denken, dass man als Hypnotherapeut daran interessiert sei, die Suggestibilität oder Tranceeignung des Patienten zu überprüfen und einen Suggestibilitätstest durchzuführen. Das tut man aber im therapeutischen Kontext nur selten. Erstens sind die meisten Tests langwierig und zweitens hat ja jedes Testergebnis wie auch jede Diagnose eine suggestive Wirkung, die im nicht eindeutig positiven Fall unerwünscht ist. Es gibt aber auch Ausnahmen, wenn ein Patient beispielsweise andeutet, dass er nicht glaubt, dass er in Trance gehen wird, die Verantwortung dafür aber dem Therapeuten anlasten wird. Dann kann man einen kurzen Test wie eine Handlevitation oder den Augenrolltest machen und sich eher skeptisch bezüglich der Eignung des Patienten zeigen, um auf paradoxe Weise seine Kooperation zu evozieren und im Falle das Misslingens nicht als Hypnotiseur in Frage gestellt zu werden. Oder ein Patient kommt zwar mit dem ausdrücklichen Wunsch nach Hypnose, erwartet aber ebenfalls, dass deren Gelingen ausschließlich vom Therapeuten abhängt. Auch hier ist es sinnvoll, festzustellen, »dass wir nun erst mal sehen müssen, wie gut hypnotisierbar Sie sind und auf welche Weise Sie am besten in Trance gehen können«.

Allerdings kann die Unterscheidung zwischen zwei Hypnosetypen (▶ Kap. 3.1.3) für die therapeutische Arbeit relevant sein. Wenn der Patient mehr zu Absorption (fantasy-prone) als zu Dissoziation (amnesia-prone) neigt, weicht man, wie dort beschrieben, bei der Induktion auf Bilder und Metaphern aus und wendet eine Entspannungsinduktion an. Neigt er umgekehrt zu dissoziativer Trance, nutzt man eher kinästhetische Phänomene (Handlevitation, magnetische Hände u. ä.) als hypnotischen Zugang nutzen. Während der Induktion bemerkt man aber, ob der Patient besser auf Entspannung und Bilder oder auf idiomotorische Phänomene anspricht.

## 4.2 Interaktions-Diagnostik

Auf der Ebene von Einzelmerkmalen wird das Interaktionsmuster des Patienten u. a. durch seinen Wahrnehmungsstil beeinflusst: D. h., ob seine Aufmerksamkeit eher fokussiert oder diffus ist, ob er vorzugsweise visuell, auditiv oder propriozeptiv wahrnimmt. Ebenso spielt eine Rolle, ob er ein Empfindungsmensch ist, d. h. sich an der Wahrnehmung oder intuitiv, d. h. an seinen Vermutungen orientiert, ob er die Dinge eher gefühlsmäßig oder rational bewertet, ob sein Denkstil linear und strukturiert oder mosaikartig und sprunghaft ist. An solche Merkmale kann man das Gespräch anpassen, um dem Patienten in seinem gewohnten Denkrahmen zu begegnen. Einem visuellen Typ würde man sagen: »Sie sehen kein Land« oder »Sie haben keine Perspektive, wie es weitergeht«. Einem auditiven Typ dagegen würde man stattdessen sagen: »Sie verstehen gar nichts mehr, es klingt alles so verwirrend«, und einem propriozeptiv ausgerichteten Menschen, der gewohnt ist, sich auf seine Körperempfindungen (sein »Bauchgefühl«) zu verlassen: »Sie stehen nicht auf festem Boden, alles scheint zu schwanken.«

Ebenso kann man sich das Wissen zu Nutze machen, ob der Patient Vorkommnisse intern oder extern attribuiert, global oder individuell, stabil oder veränderlich. Wenn er z. B. verzweifelt ausruft: »Immer (stabil) passiert es mir (intern), dass alles (global) schiefgeht«, wäre ein passendes »pacing«: »Nie gelingt es Ihnen, alles im Griff zu haben«, was dieselbe Aussage, aber eine Negation des Gegenteils ist und daher das Therapieziel als Suggestion enthält. Auch ob er sich in der Beziehungsgestaltung eher kooperativ oder reaktant verhält, ob er Kontrolle abgibt oder übernimmt, lässt sich utilisieren. So kann man vieles, was einem selbst am Patienten zunächst befremdlich erscheint, weil es dem eigenen Kommunikationsstil widerspricht, umdeuten, anstatt es als gegen sich gewendet zu empfinden, und für ein »pacing« utilisieren. Manche Menschen verarbeiten z. B. Schuld eher extrapunitiv und klagen andere an; andere sind dagegen intrapunitiv und bezichtigen sich selbst. Im ersten Fall passen vielleicht Sätze wie: »Ja, man kann sich scheinbar wirklich auf niemanden verlassen«, und im zweiten Fall eher: »Das lässt Sie nicht mehr ruhig schlafen«, usw.

Damit ist nicht gemeint, dass man ein komplexes Interaktionsprofil vollständig erfassen und auf jede Nuance des Kommunikationsmusters mit einer passgenauen Antwort reagieren muss. Es geht vielmehr darum, flexibel zu sein und sich dort umzustellen, wo der eigene Stil den Bedürfnissen des Patienten zuwiderläuft und es ihm schwermacht, das therapeutische Angebot anzunehmen. Soweit es ihm möglich ist, wird sich der Therapeut dem Interaktionsstil des Patienten anpassen (Chamäleonprinzip).

Weitere Informationen, die utilisierbar sind: Stammen die prägenden Erfahrungen des Patienten aus einer urbanen oder ländlichen Umgebung? Entsprechend kann man Bilder oder Beispiele aus diesen Kontexten verwenden, um etwas zu erläutern. Ericksons viel zitierter Fall vom Krebspatienten Tomaten-Joe, einem Floristen, ist ein Beispiel dafür, wie er Bilder aus dem Gartenbau (Tomatenzucht) für die Induktion verwendet (Erickson 1966/1998). Ob der Patient das älteste, mittlere oder jüngste der Geschwister ist, wird u. U. deutlich seine Erwartungen bezüglich der Unterstützung durch den Therapeuten prägen. Ebenso kann spürbar sein, ob die Beziehung zur Mutter oder zum Vater von größerer Relevanz für das Problem ist und ob der Patient in seinem Bindungsverhalten sicher, vermeidend oder ambivalent ist. Entsprechend kann der Therapeut darauf achten, was er beim Patienten auslöst, je nachdem ob er selbst eine Frau oder ein Mann ist (siehe das Beispiel in ▶ Kap. 4.2).

Der Therapeut kann darauf achten, welche dieser Aspekte sich in nonverbalen Signalen mitteilen, wie in Blickkontakt, Körperhaltung, Gestik oder paraverbalen Signalen in der Stimme, sodass er womöglich auf eine direkte Befragung verzichten kann. Tabelle 4.1 enthält einige Merkmale, die man im Kontakt mit dem Patienten beobachten und utilisieren kann (Zeig, 2017; ▶ Tab. 4.1). Anhand dieser Merkmale kann man die Kommunikation im Sinne des »pacings« anpassen und später die Erlebnisweise im Sinne des ›leadings‹ erweitern – z. B. indem man den visuellen Typ bittet, die körperlichen Empfindungen beim Betrachten eines Bildes zu beachten oder indem man umgekehrt einen auf körperliche Empfindungen orientierten Typ bittet, seinem Gefühl eine Farbe zuzuordnen. Im Fall eines extrapunitiven Bosses könnte man fortfahren: »Ja, man kann sich scheinbar wirklich auf niemanden verlassen (extern, extrapunitiv). Bei so viel Verantwortung muss man aufpassen, dass man sich nicht zu viel auflädt (intern)«.

Tab. 4.1: Interaktionsmerkmale (in Anlehnung an Zeig, 2017)

**Interaktionsdiagnostik**

| Kategorie | Mögliche Ausprägungen |
|---|---|
| Aufmerksamkeitsverteilung: | Fokussiert – Diffus |
| Wahrnehmungsmodalität: | Visuell – Auditiv – Kinästhetisch |
| Denkstil: | Empfindung – Spekulation<br>Linear – Mosaikhaft |
| Bewertung: | Gefühl – Verstand |
| Gefühlsausdruck: | Repressiv, Containing, sensitivierend (überschießend) |
| Attributionsstil: | Intern – extern<br>Global – individuell<br>Stabil – labil |
| Beziehungsgestaltung: | Kooperativ – Reaktant<br>Kontrolle abgebend – übernehmend<br>Extrapunitiv – intrapunitiv |
| Prägende Erfahrungen: | In der Stadt – auf dem Land aufgewachsen<br>Ältestes – mittleres – jüngstes Geschwister |
| Mutter-Bindung – Vater-Bindung: | Sicher – vermeidend – ambivalent |
| Analogien: | Welche Landschaft, welches Tier passt zur Haltung des Patienten? |
| Werte: | Kontrolle, Humanismus, Ökologie… |

Auf einer komplexeren Ebene lassen sich ganzheitliche Interaktionsstile ausmachen, etwa die von Satir (1990) beschriebenen vier Typen der Selbstwertregulation: Ankläger, Beschwichtiger, Rationalisierer und Verwirrer. Satirs Theorie ist, dass Ankläger sich selbst, Beschwichtiger den Anderen, Rationalisierer den Kontext überbewerten und Verwirrer alle drei Komponenten der Kommunikation verzerren, um ihr

Selbstbild zu schützen. Sie vereinen jeweils eine Reihe der im vorangehenden Abschnitt genannten Einzelmerkmale. Der Ankläger ist typischerweise extrapunitiv, eher fokussiert und visuell in der Wahrnehmung sowie eher spekulativ und im Denkstil linear und rational. Er reagiert eher überschießend und reaktant und übernimmt gern die Kontrolle. So ähnlich lässt es sich auch für die anderen Kommunikationstypen ausbuchstabieren. Tabelle 4.2 enthält skizzenhafte Beschreibungen für die vier Kategorien (▶ Tab. 4.2), wobei zu beachten ist, dass jeder dieser Stile auch eine Ressource darstellt: Der Ankläger ist mutig und kann sich gut durchsetzen, der Beschwichtiger ist beziehungsorientiert und rücksichtsvoll, der Rationalisierer ist sachlich und hat einen klaren Verstand, der Verwirrer stellt die Dinge komplex und interessant dar.

**Tab. 4.2:** Kommunikations-Stil und Selbstwertregulation nach Satir (1990)

| Typ | Ankläger | Beschwichtiger | Rationalisierer | Verwirrer |
|---|---|---|---|---|
| Nonverbale Merkmale | Schnelles Sprechen, hohe Stimme, Brust heraus gestreckt, konfrontative Haltung | Langsame Sprache, tiefe Stimme, bittend, gebeugte Haltung | Monotone Stimme, rigide und geschlossene Haltung | Inkohärent, unterbrechend, verpasst Gelegenheiten |
| Innere Haltung | Aggressiv, konkurrenzorientiert | Entgegenkommend, beziehungsorientiert | Emotionslos, sachlich, kontrolliert | Chaotisch, von sich ablenkend |
| Grundgefühl | Erfolglos, einsam | Wertlos | Emotional verletzbar | Ungeliebt |
| Pathologische Variante (ICD/DSM) | Paranoid | Depressiv, phobisch | Zwanghaft, schizoid | Histrionisch |
| Ressourcen, Stärken | Beobachtung, Kritik, Mut, Kontrolle Durchsetzung | Altruismus, Harmonie, Kooperation, Rücksicht | Unbestechlich, geordnet, analytisch | Kreativität, Flexibilität Drama |

## 4.2 Interaktions-Diagnostik

Jedes dieser idealtypischen Kommunikationsmuster löst leicht eine positive und bald auch eine negative Gegenübertragung aus: Den Ankläger kann man u. U. aufgrund seiner Energie und Tatkraft bewundern, vielleicht löst er wegen seiner Rechthaberei auch Opposition beim Gegenüber aus. Dem Beschwichtiger möchte man zunächst beistehen, doch nach einiger Zeit ärgert man sich über seine Unselbständigkeit. Der Rationalisierer beeindruckt vielleicht zunächst durch seine geistigen Höhenflüge; aber nach einer Weile langweilt seine Emotionslosigkeit. Und den Verwirrer findet man interessant und möchte ihm zunächst zu mehr Klarheit verhelfen, und dann nervt einen das ständige Nicht-auf-den-Punkt-Kommen.

Um diese Kommunikationsangebote zu utilisieren, muss der Therapeut sich zu einer inneren Haltung entschließen, die im Wesentlichen der positiven Gegenübertragung entspricht; er hält vorerst die negative Gegenübertragung zurück (Containment), kann sie später bei gutem Rapport aber durchaus diskutieren oder humorvoll-provokant formulieren. Tabelle 4.3 gibt einige Hinweise dafür, wie man die Kommunikations-Merkmale der Satir-Typen für eine Tranceinduktion utilisieren kann.

**Tab. 4.3:** Utilisations-Anleitung für die vier Kommunikationsmuster von Satir

|  | Ankläger | Beschwichtiger | Rationalisierer | Verwirrer |
|---|---|---|---|---|
| Pacing-Haltung | »Ich respektiere Dich« | »Ich bin für Dich da« | »Ich respektiere Deine Integrität« | »Du wirst mir nicht zu viel« |
| Allgemeine Pacing-Reaktionen | Kritik teilen, bewundern, bestätigen, sich beeindrucken lassen, Kontrolle überlassen | Unterstützen, Nähe, harmonische Beziehung, Aufträge geben, Kontrolle übernehmen | Distanz wahren, Emotionalität vermeiden, nicht werten, sachliche Diskussion | Aufmerksam bleiben, Chaos tolerieren, sich faszinieren lassen, flexible Angebote |
| Hypnose-Induktion | Wahlmöglichkeiten, eigene Trance-Möglichkeiten beschreiben lassen, | Zugewandtheit, fürsorgliche Induktion, Verantwortung übernehmen, direkte Sugges- | Trance als technisches Hilfsmittel einführen, sachliche Suggestion, Kon- | Durch Fraktionierung ermüden, direkte Suggestion, konkreter Rat, |

**Tab. 4.3:** Utilisations-Anleitung für die vier Kommunikationsmuster von Satir – Fortsetzung

| Ankläger | Beschwichtiger | Rationalisierer | Verwirrer |
|---|---|---|---|
| paradoxe Suggestionen, eher visueller Fokus | tionen, eher kinästhetischer Fokus | fusion durch Überladung | Interesse durch Abwechslung binden, evtl. Faszinations-Methode |

Eine kurze Fallbeschreibung mag den Utilisations-Ansatz und den Übergang vom »pacing« zum »leading« verdeutlichen (Revenstorf und Durian 2015, S. 71). Dabei muss man sich die Beziehungsebene und die Interventionsebene als zeitlich parallel verlaufend und verflochten vorstellen.

### Fallbeispiel: Dyspareunie

Eine Frau klagte über Dyspareunie, d. h. Schmerzen und/oder Brennen beim Geschlechtsverkehr, die nicht Folgen von Lubrikationsmangel waren. In ihrer Geschichte gab es einen langanhaltenden emotionalen Missbrauch durch Männer, speziell während ihrer Adoleszenz: Ihr Vater und ihr älterer Bruder hatten sich häufig über ihre Brüste anzüglich geäußert und ihr z. B. erheitert zu verstehen gegeben, sie seien viel zu klein, sodass es unnötig wäre, einen BH zu tragen. Vermutlich haben beide ihre eigene sexuelle Attraktion gegenüber der hübschen Patientin auf diese Weise abgewehrt. Sie wurde nicht unterwürfig oder depressiv (passive Variante gemäß OPD), sondern entwickelte eine latente Aggression und offene Verachtung gegenüber Männern (aktive Variante). Immer wieder stellte sie irritiert fest, dass Männer sie nach kurzer Zeit langweilten und sie ihre Partner – in ihren Worten – »fallen ließ wie eine heiße Kartoffel«. Es war, als suchte sie später in Beziehungen unbewusst Gelegenheiten, sich für die erlittenen Erniedrigungen zu rächen. Die Patientin hatte zwar viele Beziehungen, verachtete nach einiger Zeit jedoch ihre Liebhaber und verweigerte den Geschlechtsverkehr mit ihnen, was die Männer hilflos und verletzt zurückließ.

Auf der Lösungsebene war das Therapieziel, ihr zu helfen, ihre innere Ablehnung gegenüber Männern zu überwinden. Die Interventionen bestanden aus intrahypnotischer Rekonstruktion von Situationen, in denen sie von ihrem Vater oder Bruder erniedrigt wurde, jetzt aber – in der hypnotischen Fantasie – aus einer überlegenen Position. Auf der Beziehungsebene erlebte der Therapeut ein deutliches Flirten der Patientin. Er akzeptierte es, vermied aber, »in die Falle zu gehen« und sich von ihrer Anerkennung abhängig zu machen, er hielt dennoch so viel Interesse aufrecht, dass sie sich nicht abgewiesen fühlen musste. Mit Rücksicht auf ihre Biografie könnte ihr Verhalten als destruktiv-verführerische Übertragung auf den Therapeuten charakterisiert werden. Das ist durchaus als gelungene Bewältigungsstrategie der Patientin anzusehen, die ihr half, sich von Männern nicht überwältigt zu fühlen. Aufgrund der typischen Rollenverteilung musste sie das auch in der Therapie unbewusst befürchten, nämlich dadurch, dass sie sich einem Mann in Hypnose anvertraute. Man könnte auch vermuten, dass sie sich sogar unbewusst diese Situation wünschte, um sich einmal mehr zu beweisen. Der Therapeut versuchte, innerhalb und außerhalb der Trance eine unterstützende und respektvolle Vaterfigur zu sein.

Eine Intervention auf der Beziehungsebene war es, die Patientin anzuleiten, die Tranceinduktion erst mit offenen Augen zuzulassen, was ihr zunächst leichter fiel, weil sie dadurch nicht die Kontrolle aufgeben musste. In der nächsten Trance wurde sie durch mehrfaches Unterbrechen gebeten, immer wieder die Augen zu öffnen und erst wieder zu schließen, wenn sie sich in der Situation sicher genug fühlte. Schließlich konnte die Patientin mit geschlossenen Augen in Trance gehen. Um das Ausmaß der »Hingabe« langsam zu erhöhen, wurde ihr als Nächstes vorgeschlagen, die Handflächen nach oben zu drehen, wenn sie in Trance geht – aber erst dann, wenn sie wirklich genügend Sicherheit spürte, um diese Geste der Hilflosigkeit ertragen zu können. Als nächsten Schritt wurde ihr vorgeschlagen, dass sie im Sitz in eine halb liegende Position runterrutsche – aber nur dann, wenn sie sich wirklich sicher dabei fühlte. Das sollte es ihr ermöglichen, eine »verletzliche« Stellung einzunehmen, ohne sich ausgeliefert zu fühlen und verteidigen zu müssen. Schließlich konnte sie auf einer Matte liegend mit geschlossenen Augen in Trance gehen. Um die hypnotische Beziehung aufzulösen, wurde der Patientin Gelegenheit gegeben, den Entscheidungen des Therapeuten zu widerstehen. Das wurde angestrebt, um zu erreichen, dass sie Unabhängigkeit erleben und gleichzeitig ihr männliches Gegenüber (den Therapeuten) respektieren konnte, z. B. indem sie lernte, den Trancezustand selbstständig zu beenden und eine kooperative Haltung beizubehalten.

## 4.3 Konflikt-Diagnostik

In Kapitel 5 wird die Unterscheidung zwischen Symptom und dahinterliegendem Konflikt getroffen (Streeck und Arnswald 2015, ▶ Kap. 5). Das ist bei somatischen Symptomen klar trennbar. Das Symptom besteht etwa in Rückenschmerzen und der Konflikt ist Überarbeitung oder, tieferliegend, ein überhöhter Leistungsanspruch, den z. B. der idealisierte Vater nicht einlösen konnte und an den Patienten delegiert hat. Bei psychischen Symptomen ist die Grenze zwischen Symptom und Konflikt nicht so scharf.

### Fallbeispiel: Depression statt Panik

Eine Mutter hatte Panikattacken und wurde depressiv, als sie behoben waren. In der Anamnese stellte sich heraus, dass sie seit vielen Jahren mit einem Mann zusammenlebte, der sie verachtete. Er lehnte ihre Kinder ab, misshandelte sie emotional und sie konnte sich mit ihm sprachlich nur rudimentär verständigen. Dennoch vermochte sie sich nicht von ihm zu trennen, weil sie mit ihm zwei Kinder hatte und arbeitslos war. Schon das Panik-Symptom drückte einen Konflikt aus: in ständiger Angst vor dem Mann, von dem sie sich nicht lösen konnte. Die dahinterliegende Depression stellte auch einen Konflikt dar: die Trostlosigkeit ihrer Zukunft und ihre Hilflosigkeit dagegen. Und als man »tiefer grub«, kam man auf einen Identitätskonflikt und ein Selbstwertproblem, was sie dadurch zu bewältigen suchte, dass sie einen zunächst hilfsbedürftigen Mann heiratete, der ihr das Gefühl von Überlegenheit gab.

Schon aus ökonomischen Gründen ist es sinnvoll, zunächst an der Oberfläche zu bleiben, die Ressourcen für die Alltagsbewältigung zu aktivieren und dann erst nach einem zurückliegenden Konflikt Ausschau zu halten, wenn bei der Symptombearbeitung in einer anderen Situation wieder ähnliche Probleme auftauchen.

**Fallbeispiel: Alexithymie**

Ein erfolgreicher Manager versuchte immer wieder vergebens, seiner Frau näherzukommen, die ihn aber zurückwies, indem sie ihm erklärte, seine Annäherungsversuche seien nicht authentisch; sie spüre keine echten Gefühle bei ihm. Auf der Symptomebene ließen sich bestimmte Verbesserungen in der Kommunikation einüben und durch geschicktere Angebote gewisse Fortschritte in der Beziehung erreichen. Er entdeckte, dass er mehr über sich und seine Gefühle reden konnte, mehr über sie erfahren wollte und seiner Frau mit größerer Flexibilität und geringerer Lösungsorientierung begegnete. Dennoch war es ein Karussell, das sich immer wieder im gleichen Kreise drehte.
   Dann stellte sich heraus, dass es eine Verletzung in der Beziehung gab: Seine Frau hat ihm nie verziehen, dass er sie nicht begleitet hatte, als ihre Mutter starb. Der Grund war derselbe wie im Alltag; emotionale Szenen waren ihm bedrohlich und er wehrte sie durch rational planerische Aktivitäten ab. Das war genau das, was seine Frau so beklagte. In der Anamnese ergab sich, dass seine Primärfamilie unter seinem hirnverletzten, affektinkontinenten Vater gelitten hatte. Als Kind wagte er keine emotionale Erregung zu zeigen, weil zu befürchten war, dass der Vater unkontrollierbar ausrastete. Alle

> Emotionalität war einer großen Hilfsbereitschaft mit unverbindlicher Freundlichkeit gewichen. So war eine alexithyme Grundhaltung entstanden, die ihn als Firmenchef sehr beliebt machte; er galt als gerecht und wohlwollend.

Als Orientierungshilfe für Hintergrundkonflikte kann man die »Landkarte« der operationalisierten psychodynamischen Diagnostik heranziehen (Arbeitskreis-OPD 2009). Aufgrund ihrer entwicklungspsychologischen Dimension haben die dort zusammengestellten acht Themen allgemeinmenschliche Bedeutung, unabhängig von jeder Theorie (▶ Tab. 4.4):

1. Individuation – Abhängigkeit,
2. Unterwerfung – Kontrolle,
3. Versorgung – Autarkie,
4. Selbstwertkonflikt,
5. Schuldkonflikt,
6. Ödipaler Konflikt,
7. Identitätskonflikt und
8. Alexithymie.

Die Tabelle enthält auch die Leitaffekte, an denen der jeweilige Konflikt erkennbar ist – außer beim Thema Alexithymie, die am Fehlen sichtbarer Affekte erkennbar ist. Bei der Frau mit häufig wechselnden Partnern kann man den ödipalen Konflikt, d. h. ein sexuelles Thema, in der Primärfamilie erkennen, und zwar in der aktiven Bewältigungsform. Bei der Mutter mit Depressionen lässt sich der Identitätskonflikt in der passiven Bewältigungsform ausmachen und bei dem Manager mit Eheproblemen, wie schon erwähnt, das Alexithymiethema. Da die Themen, bis auf die Alexithymie, polar aufgebaut sind, ergeben sich auch Hinweise dafür, ob sie stützend bearbeitet werden müssen (in der passiven Variante), wie im nächsten Abschnitt beschrieben wird.

Tab. 4.4: Psychodynamische Konfliktthemen gemäß der operationalisierten Psychologischen Diagnostik nach Arbeitskreis-OPD 2009. *Kursiv*: Leitaffekte.

| Typ | Passiver Modus | Aktiver Modus |
| --- | --- | --- |
| Abhängigkeit versus Individuation | Suche nach engen, dauerhaften Beziehungen, um den anderen besorgt, Konflikt-Verleugnung, *Verlustangst* | Emotionale Unabhängigkeit, Eigenständigkeit, keine Bedürfnisse nach Anlehnung/Nähe *Angst vor Vereinnahmung* |
| Unterwerfung versus Kontrolle | Passiv-aggressive Unterwerfung *Ohnmächtige Wut, Scham* | Aggressives Dominanzstreben *Machtlust, Wut* |
| Versorgung versus Autarkie | Bindungsorientiert *Neid, Depression* | Anspruchsloser Verzicht, es anderen Recht machen, altruistische Abtretung *Sorge um den anderen* |
| Selbstwert-Konflikt | Gefühl, im Vergleich zu anderen weniger wert zu sein *Scham* | Selbstsicherheit *Narzisstische Wut* |
| Schuld-Konflikt | Selbstkritik, Verzicht, intrapunitiv *Trauer, Schuld, Depression* | Kritisch, extrapunitiv *Ärger, Schuld* |
| Ödipaler Konflikt | Bescheidenheit, anspruchslos, geschlechtsneutral *Schüchternheit, Scham, Angst* | Sich exponieren *Erotisierung und Sexualisierung im Rivalisieren* |
| Identitäts-Konflikt | Chronischer Identitätsmangel *Unsicherheit* | Vermeidung von Dissonanzen *Sorge um Selbstbild* |

## 4.4 Struktur-Diagnostik

Jenseits der beiden am Anfang dieses Kapitels genannten Prämissen (1) des Nichtwissens und der Absichtslosigkeit sowie (2) des Verzichts auf die Deutungshoheit verschafft sich ein Hypnotherapeut angesichts der Tatsache, dass hypnotische Trance einen Zustand passagerer Ich-Schwäche darstellt, nicht nur von den persönlichen Ressourcen und interpersonellen Fähigkeiten, sondern auch von der Ich-Struktur des jeweiligen Patienten einen Eindruck (siehe ausführlich bei Wilhelm-Gößling und Schweizer 2017). Bei eher schwacher Ich-Struktur sollte man zunächst hypnotherapeutische Interventionen anwenden, die geeignet sind, den Patienten zu stärken (sicherer Ort, Helferwesen, innerer Heiler u. a.). Das trifft tendenziell eher auf die passive Variante der in Tabelle 4.4 beschriebenen Konflikte zu (▶ Tab. 4.4). Man greift weniger auf regressive Techniken zurück, um die Biografie aufzuarbeiten, als auf progressive Techniken, um Lösungsvisionen zu erarbeiten. Hilfreich sind in diesem Sinne auch Ich-stärkende Metaphern, die Sicherheit, Selbstfürsorge (s. u.) und auch Abgrenzung suggerieren (Mauern, Türen).

Erkennbar werden solche strukturellen Einschränkungen in der Beziehung zu wichtigen Bezugspersonen, die eher oberflächlich und undifferenziert beschrieben werden; sowie daran, dass für solche Menschen äußere Faktoren mit stabilisierender Wirkung wichtig sind (Beruf, gesellschaftliche Position u. a.). Entsprechend werden Krisen wie der Verlust des Arbeitsplatzes, Trennungen oder andere Formen des ›persönlichen Vakuums‹ mit Hilflosigkeit, Depression und Angst verarbeitet. Auch der Körper stellt im Falle von weniger stabiler Ich-Struktur oft nur eine geringe Lustquelle dar. Der Mensch verlässt sich nicht auf seine »somatischen Marker«, sondern zieht rationale Bewertungen vor. Entsprechend kann die Fantasietätigkeit eher als karg bezeichnet werden. Tabelle 4.5 gibt einen Überblick über Merkmale unterschiedlich stabiler Ich-Struktur.

Tab. 4.5: Orientierungshilfen zur Einschätzung der Ich-Struktur gemäß OPD-2 nach Wilhelm-Gößling und Schweizer 2017

| Stabile Ich- Struktur | Instabile Ich-Struktur |
|---|---|
| Kann sich und andere mit unterschiedlichen Eigenschaften beschreiben | Beschreibt sich und andere in Form des beobachtbaren Verhaltens |
| Nimmt Beziehungen zu anderen differenziert wahr, mit Grenzsetzung Ich-Du | Einschränkungen in der Empathiefähigkeit mit meist zum negativen Pol hin verzerrter Selbst- und Fremdwahrnehmung |
| Kann Ambivalenzen wahrnehmen und aushalten | Beziehungen können schwerer eingegangen, gehalten, gelöst werden |
| Körper ist Quelle lustvollen Erlebens | Körper wird wenig lustvoll erlebt |
| Kann inneren Fantasieraum kreativ ausgestalten und nutzen | Gedanken, Gefühle und innerer Fantasieraum sind zum negativen Pol verschoben/verzerrt |
| Meta-Ebene kann eingenommen werden (Selbst-Referenzialität) | Meta-Ebene kann nur schwer oder gar nicht eingenommen werden |

Viele hypnotherapeutische Vorgehensweisen, die in Kapitel 5 beschrieben werden, sind für Menschen mit guter Integration der Ich-Struktur hilfreich (▶ Kap. 5). Im Falle einer geringer integrierten Ich-Struktur sind konfrontative Interventionen am Anfang der Behandlung ungünstig. Stattdessen sind die oben genannten stabilisierenden Maßnahmen und Ich-stärkende Metaphern sinnvoll, wie Fels in der Brandung (Sicherheit), Staudamm, Vulkan (Aggression), Vogel im Wind (Vertrauen), Frühling, Jahreszeiten (Hoffnung), Bergsicht, Adler (Klarheit, Überblick), Krafttiere (Mut), Pflanzen (Wachstum). Auch ist in der hypnotischen Beziehung die Möglichkeit gegeben, an geeigneter Stelle in einer Trancegeschichte eine Person fürsorgliche Sätze sagen zu lassen, die im Sinne einer indirekten Nachbeelterung mit der Stimme des Therapeuten assoziiert werden können. Etwa könnte eine Person X in einer Metapher zu einer Person Y Sätze sagen wie: »Hier bist Du sicher«, »Ich bin für Dich da«, »Schön, dass Du da bist«, »Ich bin stolz auf Dich«, »So, wie Du bist, ist es in Ordnung«. Folgendes kurze Beispiel einer Trancegeschichte mag das erläutern:

> Ein kleines Mädchen war immer allein und spielte für sich in seinem Zimmer. Eines Tages ging sie allein durch den Wald und ihr begegnete eine Fee. Als das kleine Mädchen die Fee fragte, ob sie etwas dagegen tun könne, dass sie so allein sei, flüsterte sie dem kleinen Kind etwas ins Ohr. In den nächsten Wochen gab es immer mehr Kinder, mit denen das kleine Mädchen spielte. Als sie größer wurde, hatte sie bald einen Freund und später heiratete sie und hatte Kinder. Die wurden groß und so hatte sie bald auch viele Enkel. Und als ihr gutes Leben lange genug gewesen war und es ans Sterben ging, kamen alle Kinder und Enkel, um sich zu verabschieden. Und sie wollten jetzt endlich wissen, was die Fee damals zu ihr gesagt hatte. Da sagte sie: »Jetzt kann ich es Euch ja sagen; sie hat zu mir gesagt: ›Alle brauchen Dich‹«.

Das Erlernen von Selbsthypnose bzw. das Mitgeben von Audioaufnahmen mit der Stimme des Therapeuten und stützenden Inhalten aus der Therapiesitzung sind ebenfalls eine Möglichkeit, den Patienten zwischen den Sitzungen zu stabilisieren.

# 5 Kernelemente der Hypnotherapie

Um therapeutisch nutzen zu können, was hypnotische Trance vom Alltagsdenken unterscheidet, ist es zweckmäßig, folgende Gesichtspunkte im Auge zu behalten:

1. Hypnose stellt einen magischen Kontext dar,
2. Suggestion ist nicht Trance und
3. hypnotische Trance ist ein hyperkreatives Medium für Problemlösungen und ihre posthypnotische Umsetzung.

Insofern ist der innere Prozess des Patienten in einer Trance-Sitzung nicht vollkommen planbar, sondern lediglich mit strukturellen Hilfen zu unterstützen.

## 5.1 Hypnose als Kontext

Mit dem Wort Hypnose sind besondere Erwartungen verbunden, die therapeutisch wirksam sein können. Man kann davon ausgehen, dass, wie es Jerome Frank (1981) beschrieben hat, jede Form von Therapie – sei es Medizin, Schamanismus oder Psychotherapie – einen heilsamen Kontext herstellt, der aus vier Komponenten besteht.

1. *Mythos*. Es wird ein Erklärungsmodell dafür angeboten, wie es zu der Krankheit kam und wie sie geheilt werden kann. Ein verhaltenstherapeutisches Modell wäre etwa, dass ein dysfunktionaler Lern-

prozess stattgefunden hat, der durch neues Lernen kompensiert werden kann. In der Tiefenpsychologie sind hingegen frühe Konflikte und die Abwehr von Triebansprüchen Kandidaten für ein Erklärungsmodell.
2. *Ritual.* Es werden ein oder mehrere Rituale durchgeführt, die sich in der Inszenierung und im Erleben deutlich von der Alltagserfahrung unterscheiden. Beispiele der Verhaltenstherapie wären Reizüberflutung, Eye Movement Desensitization oder Klopftechniken (erweiterte Verhaltenstherapie); in der Psychoanalyse wären Traumdeutung oder das Hinlegen des Patienten auf eine Couch ein Ritual.
3. *Affektive Aufladung.* In der Therapiesitzung entsteht eine tragende und emotional berührende Interaktion. In fast allen Psychotherapieformen wird das durch Einfühlung, Akzeptanz und Authentizität von Seiten des Therapeuten bewirkt.
4. *Insignien.* Schließlich muss der Therapeut gewisse sichtbare Kennzeichen von Kompetenz vorweisen, beispielsweise, dass er approbiert ist, einen weißen Kittel trägt, einen Doktortitel hat oder ein Ausbildungszertifikat gerahmt an der Wand zur Schau stellt.

Bei der Hypnose sieht dieser Kontext so aus:

1. Der *Mythos* ist ein Polypsychismus: Die Psyche ist aus heterogenen, z. T. widersprüchlichen Anteilen zusammengesetzt, die wie verschiedene Teilpersönlichkeiten mehr oder weniger unabhängig voneinander existieren und sich bei Gelegenheit »zu Wort« melden. Darunter gibt es u. a. Ressourcen, verletzte Anteile, dysfunktionale Lösungsschemata oder (bösartige und gutartige) Introjekte. Von einer Krankheit oder besser einem Problem kann man sprechen, wenn dysfunktionale Lösungsversuche und destruktive Introjekte das Verhalten bestimmen. Eine Veränderung kann dadurch gefördert werden, dass der Patient im erweiterten Selbstverständnis der hypnotischen Trance dazu angeleitet wird, unproduktive Anteile hinter sich zu lassen und Lebenserfahrungen als Ressourcen miteinzubeziehen, die Änderungen des Erlebens und Verhaltens ermöglichen.
2. *Rituale* hält die Hypnose viele bereit. Zur Tranceinduktion können z. B. Blickfixation, Handlevitation, mesmerische Striche u. a. appli-

ziert werden. Dazu gehört auch, dass diese und ähnliche Rituale »Hypnose« genannt werden. Es gibt zahlreiche hypnotische Veränderungsrituale, insbesondere solche, die auf idiomotorischen Phänomenen beruhen, z. B. das unwillkürliche Loslassen der Zigarette, die während der Trance zwischen zwei Fingern gehalten wird, oder die »magnetischen Hände«, die sich annähern, wenn das Unbewusste sich einer Lösung in einem Ambivalenzkonflikt nähert, dessen zwei Seiten durch die beiden Hände repräsentiert werden. Eine andere Form eines hypnotischen Rituals ist die Externalisierung des Problemteils, der als »ungebetener Hausgast« symbolisiert wird und in eine innere Instanz umgedeutet wird, die unter bestimmten Bedingungen bereit ist, sich zu verabschieden, wenn ihre Funktion gewürdigt worden ist (Meiss 2015a). Eine weitere Form eines Rituals ist das Erzählen von Metaphern, die durch eine Übersetzung des Themas in andere semantische Kontexte den assoziativen Rahmen erweitern und durch ihre Vieldeutigkeit geeignet sind, innere Suchprozesse anzuregen.

3. *Affektive Interaktion.* Eine emotional bedeutsame Situation lässt sich mit Hypnose in besonderer Weise inszenieren. Durch den hypnotischen Rapport wird eine Form von Nähe hergestellt, die der Patient gleichzeitig als fürsorglich zugewandt (mütterliche Aspekte der Tranceinduktion) und in verlässlicher Weise unterstützend (väterliche Aspekte der Tranceinduktion; ▶ Kap. 3.1.2) erlebt. Hinzu kommt, dass der Patient vorübergehend die Kontrolle über den äußeren Rahmen abgibt, indem er die Augen schließt und dem Monolog des Therapeuten ohne Diskurs folgt. So lässt er sich vertrauensvoll auf die Beziehung ein und gerät leicht in die Regression einer kindlichen Lernhaltung, die sich für Lösungsprozesse als günstig erweisen kann. Außerdem hat der Hypnotherapeut, ähnlich wie ein Körpertherapeut, die Möglichkeit, die Trance durch Berührung zu unterstützen, z. B. durch taktile Hinweise am Handgelenk bei der Armlevitation oder durch Berührung an der Schulter beim »Ankern« von Ressourcen. Durch beides, das Einlassen auf die Stimme des Therapeuten und den körperlichen Kontakt, werden die Bindungshormone Oxytocin und Vasopressin ausgeschüttet, die zusätzlich das Vertrauen und die situative Suggestibilität fördern (▶ Kap. 3.1.3).

4. *Insignien:* Hinweise auf die besondere Kompetenz des Therapeuten gibt das Praxisschild und alles, was zum professionellen Auftritt beiträgt, besondere Fähigkeiten (eben Hypnose) signalisiert und einen interessanten Therapieansatz verspricht.

Mit diesen vier Komponenten wird ein intersubjektiver Kontext hergestellt, in dem der Patient den Zustand der Demoralisierung (auch Problemtrance genannt) hinter sich lassen und Hoffnung schöpfen kann. Das wiederum fördert die Mobilisierung seiner Selbstheilungskräfte. Da die hypnotischen Phänomene und ihre positiven Auswirkungen, die als evident und unwillkürlich wahrgenommen und auf den Einfluss des Unbewussten zurückgeführt werden, attribuiert der Patient sie letztendlich auf sich selbst und fördert so seine Selbstwirksamkeit über den Umweg der nach außen projizierten Stärke seines Unbewussten.

Diese unspezifische Wirksamkeit eines heilsamen Kontextes wird durch die Metaanalysen von Wampold (2001) gestützt. Er fand bei der Zusammenschau aller derzeit bestehenden Wirksamkeitsstudien zur Psychotherapie zwei übergreifende Wirkfaktoren, nämlich eine tragfähige Beziehung (Alliance) und die Überzeugung des Therapeuten von seinem Tun (Allegiance): D. h. der Therapeut, der selbst von seinem Vorgehen überzeugt ist, wirkt dadurch überzeugend und glaubwürdig und bewirkt, dass der Patient von der Richtigkeit und Wirksamkeit der Vorgehensweise ebenfalls überzeugt ist.

Die beiden Faktoren der Beziehung und der Glaubwürdigkeit sind in der Hypnotherapie in besonderer Weise realisiert. Zum einen hat die Beziehung, wie beschrieben, durch den hypnotischen Rapport eine spezielle Qualität, die auch Gegenstand ständiger Bemühung ist, da das wiederholte »pacing« es dem Patienten erleichtert, die therapeutischen Angebote anzunehmen. Zum anderen wird die Glaubwürdigkeit durch die Evidenz und die Unwillkürlichkeit der hypnotischen Phänomene unterstützt, die man als Alleinstellungsmerkmale der Hypnotherapie bezeichnen kann und ihre besondere Magie ausmachen.

## 5.2 Suggestion und Trance

Wie schon beschrieben ist Hypnotherapie mit imaginativen Verfahren verwandt, aber sie ist nicht dasselbe. Allerdings nutzt die Hypnotherapie die Vorstellung, um suggestive Wirkungen zu erzielen. Der Therapeut sagt nicht einfach: »Ihr Arm wird leicht«, sondern »Ihr Arm wird leicht wie eine Feder« oder »Ihre Augenlider werden schwer wie Vorhänge mit Bleigewichten«. Es wird ein Bild suggeriert, das sich mit einer körperlichen Empfindung verbindet, und das wird dann Trance genannt. Eine typische Phrase könnte so lauten:

> »Mit jedem Ausatmen entweicht mehr Spannung und Sie spüren mehr und mehr, wie Ihr Körper in den Stuhl einsinkt. Stellen Sie sich einen Stein vor, der im Wasser tiefer und tiefer sinkt, bis Sie sich so entspannt fühlen wie im Schlaf und nicht mehr aufstehen mögen. Und dabei gehen Sie mehr und mehr in eine angenehm tiefe Trance.«

Der Text suggeriert eine Vorstellung, die körperliche Empfindungen der Schwere auslöst. Es sind zunächst Wachsuggestionen. Wenn der resultierende Zustand »beginnende hypnotische Trance« genannt wird, haben viele Menschen den Eindruck, dass die körperlichen Reaktionen vom Hypnotiseur bewirkt werden (bei der Bühnenhypnose) oder unwillkürliche Reaktionen sind, auf die sie keinen (bewussten) Einfluss haben. In beiden Fällen wird das Loslassen der bewussten Kontrolle gefördert – vorausgesetzt, es ist eine grundsätzliche Bereitschaft zur Kooperation gegeben. D. h. die (kritische) gedankliche Eigenaktivität lässt nach und Absorption und Dissoziation nehmen zu – alle drei sind klassische Trancemerkmale. Die so beginnende Trance erhöht die situative Suggestibilität, sodass sich der Patient mehr und mehr auf einen Vertiefungsprozess einlassen kann.

Die Suggestion kann eher indirekt sein, indem für die Erfahrung ein Stellvertreter beschrieben wird, wie im Beispiel oben der Stein. Ähnlich verwenden Cordi et al. (2015) das Bild eines Fisches, der immer tiefer schwimmt und in Zonen der ungestörten Ruhe kommt, um damit das Ein- und Durchschlafen zu suggerieren. Bedeutsam ist hier wieder die Art der Inszenierung. Wenn der Bühnenhypnotiseur suggeriert: »Dein Arm wird steif wie Stahl«, insinuiert er, ohne es auszusprechen, dass der Proband *ihm* (bzw. *seiner* machtvollen Suggestion) nicht widerstehen kann – was nicht zutrifft. Daraus resultiert der Eindruck der Folgsamkeit und Willenlosigkeit. In der therapeutischen Inszenierung dagegen wird dem Patienten verdeutlicht, dass es passiert, weil *er* es sich vorstellt, und dass es sich um eine Autosuggestion handelt, die er jederzeit unter anderen Umständen ohne Anleiter wiederholen kann. Dadurch entsteht ein Gefühl von Selbstwirksamkeit. Das scheint ein Paradox zu sein: Einerseits geschieht es von allein, andererseits geschieht es, weil der Patient es zulässt. Es ist ein mittelbarer Willensakt: Der Patient ist einverstanden, dass er sich seiner eigenen Vorstellung und seinen ihm noch unbewussten eigenen Stärken überlässt.

Eine Suggestion kann indirekt wie im obigen Beispiel formuliert werden oder direkt in Form einer Instruktion – oder auch in Form eines Befehls, beispielsweise wenn ein Bühnenhypnotiseur sagt: »Schlaf!«, dabei mit dem Finger schnippt und den Kopf des Probanden mehr oder weniger energisch auf die Brust drückt. Bei dieser autoritären Form spielt auch die Vorführung vor einem Publikum und der daraus resultierende Loyalitätskonflikt eine Rolle, der durch Widerspruch entstehen würde und dem viele aus dem Weg gehen.

Eine interessante Frage ist, warum sich Menschen (nicht alle) so leicht auf eine derartige Fremdbestimmung wie bei der Bühnenhypnose einlassen. Man kann das kulturell als autoritäre Prägung durch eine traditionelle Erziehung oder anthropologisch als angeborenen Reflex, sich einem »Leittier« unterzuordnen, oder psychodynamisch als masochistische Überwältigungsphantasie deuten. Oder man kann es im Sinne des Teilemodells begründen, indem auf diese Weise kindlich-kindische Seiten exkulpiert ausgelebt werden können, für die jemand anderes die Verantwortung übernimmt.

Um sich den reinen Suggestionseffekt zu veranschaulichen, kann man folgenden Selbstversuch machen (nach Alexander Hartmann, mündliche Mitteilung):

> Setzen Sie sich auf einen Stuhl ohne Seitenlehnen und lassen Sie die Arme nach unten hängen. Stellen Sie sich vor, an beiden Händen hängen schwere Einkaufstaschen, die die Arme nach unten ziehen. Sie müssen die Taschen festhalten, es sind zerbrechliche Gegenstände darin. Stellen Sie sich vor, die Erdanziehung verdoppelt sich jetzt. Die Einkaufstaschen werden doppelt so schwer. Sie können sie kaum noch halten, sie ziehen ihren ganzen Körper nach unten. Sie werden mit Ihrem Gewicht in den Stuhl gesogen, die Füße haften am Boden, schwer wie Beton. Stellen Sie sich jetzt noch vor, Ihr Gesäß wird mit einem Sekundenkleber fest und unauflösbar an den Stuhl geheftet und auch die Füße kleben fest am Boden. Solange Sie diese Vorstellung beibehalten, können Sie nicht aufstehen. Sobald Sie die Vorstellung aufgeben, stehen Sie problemlos auf.

Die Grenze zwischen imaginativem Suggestionseffekt (Wachsuggestion) und hypnotischem Trancezustand wird meist unklar gelassen, weil der Suggestionseffekt sich dafür utilisieren lässt, dass der Patient/Proband bereit ist, seine bewusste Kontrolle abzugeben, d. h. freiwillig in einen Trancezustand zu gehen.

## 5.3 Innere Suchprozesse und posthypnotische Umsetzung

Der veränderte, »ich-lose« oder »ich-freie« Bewusstseinszustand, – womit gemeint ist: frei von den Begrenzungen des Alltagsdenkens – geht mit einer Öffnung des Bewusstseins nach vier Seiten einher. Einmal, wie im vorangehenden Kapitel besprochen, erhöht sich die Bereitschaft, Suggestionen anzunehmen. Zweitens öffnet sich das Bewusstsein zum Langzeitgedächtnis und speziell zu den impliziten Anteilen der emotionalen, somatischen, kinästhetischen, taktilen, visuellen und auditiven Spuren, die Erfahrungen seit der Kindheit hinterlassen haben

(▶ Kap. 3.1.1). Zum dritten wird die psychosomatische Schranke durchlässiger, sodass der Körper in Trance in der Lage ist, geeignete mentale Bilder in physiologische Prozesse umzusetzen. Und viertens öffnet sich das Bewusstsein zu Bildern, Symbolen und metaphorischen Inhalten, in einer Weise, dass sie unvoreingenommen rezipiert werden. Diese Öffnung zu einer erweiterten Innenwelt ermöglicht Suchprozesse nach dem Prinzip des Primärprozesses, ähnlich wie im Traum. Dadurch sind neue Vernetzungen möglich, die eine veränderte Sicht und Erlebnisweise fördern. Hierzu ein Beispiel, wobei die nachträgliche Deutung, wie die Bilder verarbeitet wurden, spekulativ bleibt:

**Fallbeispiel: Metapher als Suchprozess**

Eine werdende Mutter wollte ihren Konsum von Süßigkeiten reduzieren. Es wurde in der Trancesitzung keinerlei direkte Suggestion bezüglich der Essgewohnheiten ausgesprochen, sondern ihr nur eine Reihe von Geschichten erzählt. Sie schrieb drei Wochen später: »Ich habe bewusst darauf verzichtet, Anteile (der Trance) zu analysieren, sondern erfreue mich an den Bildern, die die Geschichten hervorgerufen haben. Ich bin nicht komplett zuckerfrei, aber es fällt mir sehr leicht, den Zuckerkonsum stark zu reduzieren bzw. nur eine kleine Portion zu essen und bspw. Schokolade wegzulegen. Es ist, als wäre der Drang weg, da sich die Bedeutung irgendwie wieder relativiert hat. Bei den Vorsorgeterminen kam sogar heraus, dass ich trotz der fortschreitenden Schwangerschaft abgenommen habe (das Baby ist aber weiterhin gewachsen). Dies werte ich als gutes Zeichen.«

Dieser Patientin wurden in der Trance sechs Metaphern erzählt: Papillon, der auf einer Insel gefangen ist, ins Meer springt und in die Freiheit schwimmt (Thema: sich befreien); Beschreibung eines Dampfkochtopfes (Thema: Druck regulieren, gesund essen); Aschenputtel (ihr Lieblingsmärchen; Thema: zu kurz gekommen sein); Hans im Glück (Thema: weniger kann mehr sein); zwei Mönche, von denen der eine verbotenerweise eine Frau über den Fluss trägt und dann wieder loslässt, während sie den anderen in Gedanken noch stundenlang beschäftigt (Thema: sich etwas Angenehmes

## 5.3 Innere Suchprozesse und posthypnotische Umsetzung

nehmen und im richtigen Moment loslassen); ein Adler, der als Huhn aufgezogen worden war und fliegen lernt (Thema: frühere Erfahrungen hinter sich lassen).

Sie meinte sich zu erinnern: »Ohne darüber nachzudenken, sind es die Bilder meiner Mutter (aber wie damals vor 20 Jahren; ohne dass es zu dem Bild einen konkreten Zusammenhang gibt). Und Bilder von meinem Mann an einer Küste in unserem ersten großen Urlaub, der immer noch mein Lieblingsurlaub ist. Es kam spontan das Bild der geschwungenen Treppe (aus der Trance-Einleitung) und des kleinen Mädchens, das diese entlang gehüpft ist. Ich kann die Treppe gar nicht so richtig beschreiben, aber sie würde in ein Disneymärchen passen. Während ich dies schreibe, werden auch die Geschichten wieder präsent. Als Erstes der Adler, der abfliegt. Die Mönche...«

Es war eine Eigenproduktion aus den Bildern entstanden, ohne dass ein Deutungshinweis gegeben worden war: Das Loslassen (Mönche), das Hinter-sich-lassen der Kindheit (Adler), die Befreiung aus dem Elternhaus durch die Ehe, symbolisiert durch das Urlaubsbild am Strand (Papillon), und Druck herausnehmen (Dampfkochtopf), um ein paar mögliche Vernetzungen zu nennen, die es offenbar erleichtert haben, den Umgang mit Süßigkeiten zu verändern. Das alles waren aber keine intendierten Ziele der Induktion. Vielmehr ist es eine nachträgliche Vermutung darüber, wie die Patientin die angebotenen semantischen Kontexte als assoziatives Netz möglicherweise rezipiert hat. Die therapeutische Strategie ist hier, ein vieldeutiges Angebot zu machen, welches mögliche Anknüpfungspunkte zum Thema der Patientin bietet, wobei die Auswahl ihr überlassen bleibt. Hätte man es auf eine (mögliche) klare Anweisung zusammengefasst, etwa: »Als Kind waren Sie Aschenputtel, jetzt sind Sie erwachsen und können die Bedürfnisse der Kindheit loslassen«, dann wäre es vielleicht gar nicht so falsch gewesen, aber vermutlich wirkungslos geblieben, weil es als Belehrung mit eingeschränkter Entscheidungsfreiheit verstanden worden wäre und der Therapeut die Deutungshoheit an sich genommen hätte.

Es gibt daher zwei unterschiedliche hypnotherapeutische Vorgehensweisen, die mit der inneren Freiheit des Trancezustandes zu tun haben: Die indirekte Suche nach einer Problemlösung in Trance (wie in dem Beispiel oben) und die direkte Suggestion einer Vorsatzbildung in Trance, die den Transfer der Problemlösung in den Alltag erleichtert. Die Problemlösung kann z. B. darin bestehen, dass in der Altersregression eine Ressource gefunden und mit der Problemsituation (z. B. Prüfung, phobische Situation; ▶ Kap. 5.5) verknüpft wurde. Oder es wurde eine Lösungsvision in der Zukunft visualisiert (s. u.). Möglicherweise wurde ein Trauma bearbeitet, das durch eine fiktive Rekonstruktion aufgelöst wurde (ein Beispiel zu einem Kriegs-Trauma: ▶ Kap. 5.5). Dabei lässt sich der Patient jeweils auf individuell sehr unterschiedliche innere Suchprozesse ein, bei denen der Therapeut begleitend Hilfen anbietet, wie der assoziative Rahmen des Problems erweitert werden kann und wie der Patient sicher durch die Gewässer seines Unbewussten manövrieren kann. Wenn dann die veränderte Sichtweise, die veränderte emotionale Verarbeitung und eine adäquatere Verhaltensweise geklärt sind, kann in sehr direkter Weise die Umsetzung als posthypnotische Suggestion nahegelegt werden. Ein Beispiel mag dies verdeutlichen:

### Fallbeispiel: Lösungsvision

Eine junge Mutter einer 5-jährigen Tochter berichtete, dass sie ein Problem mit Strenge und deshalb immer Stress habe, wenn sie ihre Tochter dazu bringen möchte, sich die Zähne zu putzen. In der Trance wurde eine Lösungsvision gefunden, indem die Mutter vor der Sitzung gebeten wurde, jemanden zu benennen, von dem sie sich vorstellen könnte, dass er oder sie die Situation souverän bewältigen würde und für dessen oder deren innere Haltung sie drei Symbole finden sollte. Diese drei Symbole der Bewältigungskompetenz (der Gemüsegarten der Großmutter, ein Stier und ein flacher Stein) wurden in der Trance kontaktiert und das resultierende Souveränitätsgefühl als Ressource durch einen Farbnamen »geankert«, d. h. abrufbar gemacht. In einem weiteren Schritt wurde ihr folgende direkte posthypnotische Suggestion gegeben: »Das nächste Mal, wenn Sie Ihre Tochter dazu bringen möchten, sich die Zähne zu putzen, werden Sie automatisch die Farbe innerlich abrufen und dieses Garten-Stier-Stein-Gefühl haben und Sie werden sie unwei-

## 5.3 Innere Suchprozesse und posthypnotische Umsetzung

gerlich dazu bringen, Sie anzulächeln.« Anschließend wurde ihr das Märchen vom Eisenhans (Grimms Kinder- und Hausmärchen 43) erzählt. Die Patientin berichtete später: »Mir hat die Übung geholfen. Ich habe festgestellt, dass ich den ersten Teil der Übung nicht brauche (die Symbolisierung). Mir hat die Geschichte geholfen. In der Geschichte kam das Wort ›befreien‹ vor und das hat mir geholfen, mich von dem belastenden ›Verbot‹ zu befreien. Zur Erklärung: Früher, wenn meine Tochter sich nach mehrmaligem Auffordern immer noch nicht die Zähne geputzt hat, habe ich ihr eine Bestrafung angekündigt, z. B. Fernsehverbot. Ich wollte sie aber nicht bestrafen und habe deswegen sehr viel Energie darauf verwendet, sie zu motivieren, sich doch gleich die Zähne zu putzen, um sie nicht bestrafen zu müssen. Das war immer sehr anstrengend für mich. Jetzt ist mir klar: Es ist in Ordnung, sie zu bestrafen. Meine Tochter hat eben immer viele interessantere Dinge zu tun als Zähneputzen, aber ich habe den Eindruck, sie nimmt diese Klarheit wahr und macht besser mit. Auf jeden Fall geht es mir deutlich besser dabei, ich bin deutlich entspannter.«

Vielleicht war die vorherige Problemlösung durch Symbolisierung einer souveränen Haltung tatsächlich unnötig und die Patientin hat lediglich an die Geschichte vom Eisenhans »angedockt«. Sie ist komplex, denn sie enthält das Thema der ›bösen‹ Strenge (Eisenhans), das die Patientin offenbar in sich hat, und die Befreiung dieses Introjekts (Eisenhans wird aus dem Käfig befreit). Es taucht die Strenge dann in wohlwollender Form als konsequente erzieherische Haltung wieder auf, weil der Held dreimal versagt und gehen muss, aber die Hilfe des Eisenhans jederzeit in Anspruch nehmen kann.

## 5.4 Topografie der Hypnotherapie

Das Vorgehen in der Hypnotherapie ist relativ überschaubar, wenn man es anhand von vier Dimensionen ordnet, die einen operativen Raum aufspannen. Das Problem kann einmal in der Vergangenheit oder in der Zukunft bearbeitet werden (A, Zeitachse). In der Vergangenheit, indem man in der Biografie des Patienten zurückgeht, um ein Trauma aufzulösen (siehe das Kriegs-Beispiel in ▶ Kap. 5.5.2) oder eine Ressource zu suchen (siehe die Beispiele Flugangst und Prüfungsangst in ▶ Kap. 5.5.2). Man kann aber auch über den Umweg einer Projektion eine Ressource konstruieren, die der Patient als Vision zukünftigen Verhaltens annimmt (siehe das Beispiel Zähneputzen in ▶ Kap. 5.3). In einer zweiten Dimension (B) kann man entscheiden, ob dem Patienten mehr damit geholfen ist, wenn man sein Reaktionsspektrum in kritischen Situationen durch die Assoziation von Ressourcen oder semantischen Kontexten (Anekdoten) bereichert oder es durch Manöver der Dissoziation begrenzt und so überschießende Reaktionen und Erfahrungen (wie Schmerz, Affektinkontinenz u. a.) verhindert. In einer dritten Dimension kann man mehrere Ebenen der Intervention (C) unterscheiden: Die unspezifische, allgemein salutogene Ebene, die Ebene der Symptombeseitigung, die Ebene der Konflikt-Bearbeitung und die Ebene der metaphorischen Problembearbeitung (▶ Kap. 5.5). Und schließlich kann die hypnotische Bearbeitung in einer direkten Suggestion für posthypnotisch eintretendes Verhalten bestehen, wenn das Ziel der Veränderung klar ist (D). Oder der Trancezustand kann zur indirekten Anregung der Suche nach einer Lösung im impliziten Bereich des Wissens, den der Wissenschaftstheoretiker Polany (1985) »stilles Wissen« genannt hat, genutzt werden (▶ Kap. 5.6). Tabelle 5.1 gibt die Übersicht dazu.

Die zehn resultierenden Strategien lassen sich verbinden. Man kann regressiv eine Ressource suchen, indem man mit dem Patienten in einer leichten Trance dialogisch seine Biografie nach einer Ressource durchsucht (1) und anschließend die Ressource ankert, d. h. abrufbar macht durch ein inneres Signal, das der Patient sich selbst geben kann (z. B. einen Farbnamen: »Blau her«) und dann mit einer posthypnotisch

## 5.4 Topografie der Hypnotherapie

wirksamen Suggestion (9) verbindet: »Immer wenn Sie in die Situation X kommen, werden Sie unwillkürlich zu sich selbst ›blau her‹ sagen und automatisch diese bestimmte Haltung Y einnehmen und gar nicht anders können als Z zu tun!« Schließlich kann man noch eine passende Metapher hinzufügen (8, ▶ Kap. 5.5.4).

Tab. 5.1: Die Topografie hypnotischer Interventionen

| Topografische Dimensionen | Hypnotherapeutische Strategien |
|---|---|
| A Biografische Dimension | 1) Regression (Trauma, Ressourcen)<br>2) Progression (Lösungsvision) |
| B Erweiterung/Begrenzung | 3) Assoziation (Ressource, Anekdote)<br>4) Dissoziation (Schmerz) |
| C Interventions-Ebenen | 5) Unspezifisch-salutogene Ebene<br>6) Symptom-Ebene<br>7) Konflikt-Ebene<br>8) Metaphorische Ebene |
| D Direktheit/Indirektheit | 9) Direkte Vorsatzbildung (posthypnotische Suggestion)<br>10) Befragung des »stillen Wissens« |

Während die regressive Vorgehensweise relativ plausibel ist, mag die künstliche Herstellung einer Ressource in Form einer Lösungsvision (2) eher rätselhaft erscheinen. Wie in dem Erziehungsbeispiel (Zähneputzen, ▶ Kap. 5.3) beschrieben, geht man davon aus, dass der Patient die Lösung weiß, sie jedoch durch sein Alltagsdenken blockiert ist. Deshalb bittet man den Patienten, sich eine Idealperson vorzustellen, die das Problem nicht hat und die Situation souverän lösen würde. Der Patient projiziert die Lösung auf diese Weise in eine ich-ferne Projektionsfläche (aus dem Bekanntenkreis oder den Medien). Dann bittet man den Patienten, die Haltung dieser Person durch Symbole spürbar zu machen (im Erziehungsbeispiel: Die Patientin geht in der Phantasie in den Garten der Großmutter, berührt den Stier und findet den Stein, ▶ Kap. 5.3). Der Patient nähert sich so in unbefangener Weise seinem Ziel. Anschließend wird der Patient gebeten, in Trance zu gehen und mit einer Handlevitation sein inneres Einverständnis dafür zu signalisieren, dass er in der Begegnung mit diesen Ressourcen diese in sich aufnehmen kann, hiermit gerüstet ist und sich intuitiv in der Lage sieht, der Problemsituation zu begegnen.

Einfach nachzuvollziehen sind Lösungsvisionen im psychosomatischen Bereich (▶ Kap. 5.5.2), wo dem Patienten in Trance ein physiologisches Bild des Heilungsprozesses suggeriert wird, das aufgrund der psychosomatischen Durchlässigkeit gewissermaßen an seinen Körper weitergegeben wird.

## 5.5 Hypnotische Interventions-Ebenen

### 5.5.1 Unspezifische Ebene

Hypnose bringt, ähnlich wie Entspannung (mit der sie ja häufig eingeleitet wird), eine Normalisierung des inneren Milieus mit sich. Das betrifft bestimmte physiologische Parameter wie eine Absenkung der Stresshormone (Gruzelier et al. 2001), Aktivierung der Immunkompetenz (Flammer und Bongartz 2006), Absenkung der Muskelspannung und der Pulsrate, Steigerung des Vitalparameters der Herzratenvariabilität (Diamond et al. 2008) und eine generelle Umstellung auf einen regenerativen (trophotropen) Zustand. Angesichts dieser Eigenschaften kann Hypnose als ›Sedativum‹ eingesetzt werden. Das ist bei Patienten hilfreich, die sich mit einer belastenden Diagnose auseinandersetzen müssen (MS, Parkinson u. a.), denen eine schwierige Operation bevorsteht oder bei Palliativpatienten, die sich in einem finalen Krankheitsstadium befinden (Schulze und Revenstorf in Druck). In solchen Fällen ist es sinnvoll, dem Patienten in möglichst jeder Sitzung eine unspezifische Trance anzubieten, wie etwa folgendes Beispiel, in dem die Bergwanderung den schwierigen Krankheitsweg und eine Distanzierung (aus der Höhe) darstellen könnte; in dem ein Unwetter die Diagnose, eine Schutzhütte die Versorgung und das Licht als eine Metapher für heilsame, spirituelle Kräfte, menschliche Wärme oder das

Jenseits aufgefasst werden könnte. Man würde natürlich auf ein passendes »pacing« achten und z. B. jemanden, der Berge nicht mag, mit anderen Bildern versorgen.

> Sie können in Gedanken an einen anderen Ort gehen. Können Sie sich in Gedanken auf eine Wanderung auf einen Berg begeben? Ihre Beine tragen Sie weiter nach oben, mühelos und mit jedem Schritt leichter. Die Dinge im Tal, auf die Sie zurückblicken, werden immer kleiner und sind kaum noch zu unterscheiden, bis Sie oben in der Höhe angelangt sind. Dort befindet sich ein Bergsee. Es sind Wolken am Himmel. Ein Unwetter braut sich zusammen. Sie sehen die weißen Schaumkronen auf dem Wasser und die dunklen Sturmwolken. Es gibt ein Gewitter und es gießt in Strömen. Sie kommen gerade noch zu einer Schutzhütte, wo Sie im Trockenen sind und abwarten. Und dann bricht ein Lichtstrahl durch die Wolken und der freie Himmel wird sichtbar. Die Wolken zerteilen sich, das Licht wird mehr und stärker. Der Himmel hellt sich auf und eine friedliche Ruhe breitet sich aus, die auf Sie einwirkt. Wie das Sonnenlicht Sie durchflutet! Sie sind ganz erfüllt mit heilsamem Licht, das jeden Winkel Ihres Körpers ausleuchtet, und wo es hinkommt, bleibt kein Schatten. Und auf dem See glätten sich die Wellen, die Oberfläche wird glatt und strahlt die Ruhe aus, die Ihnen guttut und die Sie kennen.

## 5.5.2 Symptom-Ebene

In vielen Fällen geht es um ein konkretes Therapieziel wie die Aktivierung in einer depressiven Lebensphase, die Überwindung einer Angst, die Bearbeitung eines Traumas, die Reduktion eines Suchtverhaltens oder die Behandlung einer somatoformen oder psychosomatischen Beschwerde bzw. die Begleitung einer medizinischen Behandlung. Es gibt in diesen Fällen ein mehr oder weniger wohldefiniertes Symptom und klinisch bewährte oder auch empirisch auf ihre Wirksamkeit hin überprüfte Methoden, die geeignet sind, das Problem zu bearbeiten.

## 5 Kernelemente der Hypnotherapie

**Tab. 5.2:** Beispiele von (psycho-)somatischen Störungen mit entsprechenden Heilungsbildern

| Störung | Pathophysiologie | Heilungsphysiologie/*Bilder* |
|---|---|---|
| Migräne | Fehlregulation der Durchblutung im kranialen Bereich | Blut nach unten abfließen lassen *Röhrensystem mit Pumpen* |
| Allergie, Asthma | Überschießende Immunreaktion; Schwellung der Schleimhaut | Verringerung der Abwehr; Abschwellung *Trocknen von Sumpf/Pfütze; Wasser verdampft; in die Wüste gehen; Truppenabzug* |
| Warzen, Tumor | Verminderte Immunabwehr | Mobilisierung des Immunsystems: *Algenwachstum kippen; Aufgehen des Kuchenteigs begrenzen; siegreicher Kampf; Müllabfuhr; Ausscheiden von Fremdkörpern; Soldaten; Putzkolonne* |
| Multiple Sklerose | Autoimmunreaktion; Bewegungshemmung; mangelnde Zielgenauigkeit; fehlende Selbsterkennung später Gewebe (Myelin); Mutante unter Stress/Trauma | Bewegungsabläufe imaginieren; Immunsystem differenziert reagieren lassen; *Scharfschützen statt Bürgerwehr* |
| Insomnie | Überaktivierung gedanklicher Fixierung | Defokalisierung: *Wolken ziehen lassen; Hölzchen, das im Bach schwimmt und hängenbleibt; Ballon mit Sorgenkorb* |
| Schmerz | Nozizeption | Analgesie: Dissoziation *Taubheit, Dimmer* |
| Paradontitis | Plaque als fremder Belag wird von Knochen bekämpft; Lockerung zwecks Abstoßung | Entgiftung, Reinigung *Zahn als Burg mit vergiftetem Burggraben; Kloake, die an den Mauern der Burg frisst* Entgiftung; neu verputzen; zuschütten; Verlanden des |

**Tab. 5.2:** Beispiele von (psycho-)somatischen Störungen mit entsprechenden Heilungsbildern – Fortsetzung

| Störung | Pathophysiologie | Heilungsphysiologie/*Bilder* |
|---|---|---|
| | | Grabens; *Reinhaltung der eigenen Gewässer* |
| Reizdarm | Fehlregulation der Peristaltik | Harmonisierung der Darmbewegung; Regulation von Obstipation und Diarrhoe *Ruhig mäandernder Fluss; Stromschnellen umgehen; Bewässerung/Entwässerung* |

Bei psychosomatischen Störungen besteht die hypnotherapeutische Bearbeitung auf der Symptomebene in einer physiologisch korrekten Vorstellung des somatischen Heilungsprozesses. Hinzufügen lassen sich entsprechende Bilder mit Alltagserfahrungen, die den Sachverhalt symbolisieren. Dabei kommt es offenbar nicht darauf an, ob der Patient ein medizinisches Verständnis hat, das ihm erlaubt, die Beschreibung des physiologischen Heilungsprozesses bewusst im Einzelnen nachzuvollziehen. Die Bilder können auch über das medizinische Modell hinausgehen, müssen aber plausibel erscheinen. So verschwand bei einer Patientin eine Fingerwarze durch die hypnotische Suggestion, dass der entspannte Finger kribbele und dass dies ein Zeichen für die Aktivierung von Immuntruppen sei, welche die Viren beseitigen und die Trümmer aufräumen. Eine zweite, gegen diese Maßnahme resistente Warze verschwand durch die umgekehrte Suggestion, dass die levitierte Hand kühl würde und die Durchblutung abnehme, wodurch die Viren verhungerten. Das folgende Beispiel einer Wundheilungstrance zeigt, wie Physiologie und Alltagsbilder kombiniert werden können. Dabei wird ein Revisor imaginiert, der den Heilungsprozess überwacht.

> Dein Körper hat eine kleine Baustelle. Eine Verletzung. Es ist wie ein Riss in der Wand und dein Körper ist dabei, die Wunde zu verschließen. Du kannst hingehen und die Baustelle besuchen. Die Handlanger sind dabei, aufzuräumen. Die Maurer bringen Mörtel

> und kleine Steine, um die Lücken zu füllen. Die Maler rühren schon die Farbe an und werden die Wand wieder mit einer schützenden Außenhaut versehen, wenn sie mit Putz geglättet ist. Es ist wie eine Schramme in der Erde, die jetzt mit Erdbrocken gefüllt wird. Sie wird mit natürlichem Boden abgedeckt, damit die Grasnarbe darüber wieder zusammenwachsen kann. Und aus der Tiefe kommt die Kraft, die alles heilt.
> Stell dir vor, du machst dich ganz klein, so klein wie ein Stecknadelkopf. Und durch eine Öffnung betrittst du deinen Körper und wanderst zu der Baustelle. Du spürst, wie es von der Aktivität der weißen Blutkörperchen kribbelt, wie aus dem Untergrund Granulozyten herangeschafft werden, um den Graben aufzufüllen. Von der Zentrale ist der Auftrag gekommen, dass die Heilung sofort beginnen kann. Jetzt! Die Lymphozyten sorgen dafür, dass die Baustelle sauber bleibt. Die Fresszellen beißen alles weg, was nicht zu gebrauchen ist. Mit dem Blut kommen die pluripotenten Ersatzteile an und erhalten den Befehl, sich in Epithelzellen zu verwandeln. Sie wuchern von den Rändern zur Mitte zu und stellen die natürliche Haut wieder her, die glatt über dem Riss zusammenwächst. Darunter wird alles überflüssige Gerümpel weggeräumt. Die Haut wächst darüber glatt zusammen und verschließt die Wunde. Und das geht auch weiter, wenn du schläfst. Ab und zu kannst du zur Baustelle gehen und nachsehen, wie weit die Arbeiten schon fortgeschritten sind.

Wie bei allen im Alltag wiederkehrenden Beschwerden ist es sinnvoll, dem Patienten eine Audioaufnahme von der Trance als Anleitung zur Selbsthypnose mitzugeben. Dabei geht es oft darum, eine medizinische Behandlung zu unterstützen, nicht etwa sie zu ersetzen (z. B. bei Krebs, MS). Die Beteiligung am eigenen Heilungsprozess bringt auch mit sich, dass der Patient nicht in einer passiven Rolle verharrt. Er lässt medizinische Behandlungen nicht hilflos über sich ergehen, sondern beteiligt sich durch (regelmäßige) Selbsthypnose rituell am Heilungsprozess. In der Tabelle 5.2 sind einige Beispiele für körperliche Beschwerden und passende Heilungsbilder aufgeführt. Anregungen zu solchen Bildern findet man bei Achterberg (1996) und Dahlke (2000) (▶ Tab 5.2).

Bei einer Angststörung z. B. kann man, ausgehend von der phobischen Situation, in einer Altersregression nach einer Erfahrung suchen, die emotional unvereinbar mit Angst ist. So fand eine Frau mit einer Flugphobie eine Situation, wo sie als Kind beim Vater auf dem wackeligen Fahrradlenker saß und sich ganz geborgen fühlte; ein Student mit Prüfungsangst fand eine Situation, wo er als Torwart wider Erwarten einen schwierigen Ball gehalten hatte und von den anderen dafür bewundert wurde. Mit Angst inkompatible Befindlichkeiten (Geborgenheit, Stolz, Wut) können mit der angstauslösenden Situation assoziiert und bei der nächsten Gelegenheit als Bewältigungsressource aktiviert werden.

Im Falle eines Traumas kann man den Patienten – unter entsprechenden Schutzvorkehrungen, die eine Retraumatisierung verhindern, – dabei begleiten, in der Trance die belastende Situation noch einmal aufzusuchen und in der Phantasie entweder einen anderen Ausgang hinzuzufügen oder das damalige Opfer zu versorgen bzw. zu retten. Hierzu folgendes Beispiel:

> Eine 75-jährige Frau hatte als 14-Jährige erlebt, wie im Zweiten Weltkrieg die Ostfront immer näher an das kleine Dorf in Oberschlesien rückte, in dem sie lebte. Besonders bedrohlich war ein Moment, als die nur etwa fünf Kilometer entfernte Artillerie aufhörte zu schießen und die Bewohner in der schweigenden halben Stunde am frühen Morgen darauf warteten, dass die russischen Truppen das Dorf erreichten. Das junge Mädchen stand mit ihrer Mutter in panischer Angst im ersten Stock ihres Hauses und sah aus dem Fenster nach Osten in die Morgenröte. Diese Szene kam ihr bis ins hohe Alter immer wieder als Flashback oder in Alpträumen. In Trance wurde sie gebeten, sich ein Wesen vorzustellen, das genau weiß, was die 14-Jährige braucht, um sich sicher zu fühlen. Wie sie berichtet, kam in der Phantasie ihr Vater (der im Feld war) und brachte sie an einen sicheren Ort in der jetzigen Umgebung der Patientin.

## 5.5.3 Konfliktebene

In manchen Fällen kann man hinter der Störung einen Konflikt erkennen, den der Organismus mit körperlichen Symptomen (Migräne, Übergewicht), emotionalen Symptomen (Angst, Depression) oder Verhaltensreaktionen (Zwang) zu lösen versucht. Hinter einer Sexsucht kann ein Mangel an Selbstwert, hinter einem überhöhten Alkoholkonsum kann Überarbeitung, hinter einer Migräne eine schwache Abgrenzungsfähigkeit, hinter einem Reizdarm eine Unfähigkeit Wut auszudrücken, hinter Übergewicht ein Problem mit der Geschlechtsidentität und hinter einem Zwang eine Angst, über etwas die Kontrolle zu verlieren, stecken. Es gibt natürlich keine eindeutige Zuordnung des Konfliktthemas zu bestimmten Symptomen. Doch es kann hilfreich sein, von einer psychosomatischen Ganzheit auszugehen und davon, dass Störungen unproduktive, veraltete Lösungsversuche für ein Thema sind, das die Person innerlich beschäftigt.

> Z. B. entwickelte eine Ehefrau einen Kontrollzwang (Lichtschalter, Herd, Wasserhähne überprüfen), als ihr Mann nach zwanzigjähriger Alkoholabhängigkeit trocken wurde. Eine Lebensaufgabe hatte bis dahin u. a. darin bestanden, den Alkoholkonsum des Ehemannes zu kontrollieren. Oder: Einer übergewichtigen, etwa 40-jährigen Frau, die allseits durch ihr freundliches Wesen beliebt war, fiel es schwer, sich gegen Aufträge abzugrenzen, die sie eigentlich nicht annehmen wollte. Das führte zu beruflicher Überlastung, was sie frustrierte; diesen Frust versuchte sie durch Süßigkeiten zu kompensieren.

Um einen Konflikt zu bearbeiten, bieten sich unterschiedliche hypnotherapeutische Strategien an, die in einem regressiven, eher aufdeckenden, oder in einem progressiven, eher lösungsorientierten Vorgehen bestehen (▶ Kap. 5.4). Eine generelle Methode, um vom Symptom zum Konflikt vorzudringen, ist die Externalisierung des Symptoms. Der Patient wird in einer dialogischen Trance gebeten, sich vorzustellen, das Symptom sei eine Teilpersönlichkeit, wie schon erwähnt eine Art ungebetener Hausgast, von dem man erfahren kann, unter welchen Bedingungen er bereit ist zu gehen.

Eine etwa 60-jährige Frau litt unter regelmäßig wiederkehrenden Brechanfällen. Die Symptomfigur, die sie vor sich sah, war ein ekelerregender Schleimbrocken, der sie daran erinnerte, dass sie jahrelang etwas in sich »hineingefressen« hatte, ohne sich zu wehren. Sie hatte einen Mann verehrt, der sie nie als Partnerin akzeptierte, sie aber ständig in oft demütigender Weise ausgenutzt hatte. Nachdem sie in einer Phantasieübung einen Teil ihrer nie geäußerten Wut zum Ausdruck bringen konnte, blieben die Brechattacken für längere Zeit aus.

Allerdings darf man nicht verkennen, dass Somatisierungen erstaunlich behandlungsresistent sind, was vermutlich damit zu tun hat, dass der maladaptive, d. h. körperlich-symptomatische Lösungsversuch am weitesten »entfernt« bzw. am stärksten dissoziiert ist von rational und willentlich planbaren Lösungsalternativen: Wenn der Verstand keine Lösung für einen Konflikt finden kann und auch die durch den Konflikt erzeugten peinigenden Gefühle keine Entlastung finden und deshalb verdrängt oder völlig dissoziiert werden müssen, dann bleiben auf der vegetativen Ebene nur noch die körperlichen Substrate einer Problemsituation übrig, die ursprünglich willentliche, bewusste Reaktionen erfordert hätte. Weil sich auf dieser rein körperlichen Ebene nur selten passende Lösungspläne finden, die das Bewusstsein als solche auch noch akzeptieren kann (schließlich leidet es ja unter der körperlichen Symptomatik und kann deshalb den inhärenten Lösungsgedanken nicht erkennen), besteht die therapeutische Aufgabe in der »Rückübersetzung« in handlungsfähige Lösungsalternativen. Vor der vollständigen Bewusstwerdung des Ursprungskonfliktes müssen gerade somatoforme Patienten über passende Bilder und Symbole – am besten aus dem physiologisch-anatomischen Bereich – langsam an Lösungsalternativen herangeführt werden. Hypnose hat in Fällen somatoformer Störungen die Aufgabe, alternative Möglichkeiten für chronifizierte Konflikte in einem vom Alltagsbewusstsein dissoziierten »Trance-Raum« so lange zu explorieren – beispielsweise anhand symbolisierter Stellvertreter wie »Symptomträger« und »Anti-Symptomträger« (Peter 2010; Meiss 2015c) –, bis eine für das Gesamtsystem passende Lösung gefunden ist, die schließlich auch vom Bewusstsein akzeptiert werden kann.

### Fallbeispiel: Chronische Oberbauchbeschwerden

*Konstruktion eines »Symptomträgers«:* Eine junge Frau mit diffusen Oberbauchbeschwerden ohne medizinischen Befund wurde in einer dialogischen Trance (d. h. die Dialoge zwischen Therapeut und Patientin fanden jeweils nach einer formalen hypnotischen Tranceinduktion statt) gebeten, sich eine Person vorzustellen, die ihr völlig fremd ist, die also mit keiner ihr bekannten Person oder mit ihr selbst Ähnlichkeiten hat. Das Einzige, was sie von dieser Person weiß, ist, dass sie die gleiche Symptomatik hat wie sie selbst.

Sie sah eine junge, dynamische Managerin durch einen Park in Richtung ihres Büros gehen. Sie ging eiligen, energischen Schritts, kerzengerade aufgerichtet, fast im Stechschritt. In Gedanken war sie schon weit voraus im Büro, gewissermaßen wie mit Scheuklappen blind für ihre unmittelbare Umgebung, für das früh am Morgen durch die Bäume blinkende Strahlen der Sonne, den Tau auf der Wiese, den Stimmen der Vögel und dem Duft der erwachenden Natur.

Auf Fragen hin beschrieb die Patientin den körperlichen Zustand dieser »Parkläuferin«: Sie war sehr sportlich. Ihr gesamtes muskuloskelettales System war perfekt, ebenso das Herz-Kreislaufsystem, denn solch gut »definierte« Muskeln wollen adäquat mit Blut versorgt sein. Die Bitte, nun auch den Bereich zwischen Brust und Becken zu beschreiben, irritierte die Patientin sehr, denn dort konnte sie nichts sehen, so als hätte diese Frau überhaupt keinen Bauch. Entsprechend konnte sie keine Aussagen darüber treffen, wie sich diese Frau ernährte, wie sie Hunger und Sättigung empfand, denn das alles interessierte diese Frau nicht; Essen war für sie eine notwendige Zeitverschwendung, die sie ab und an unwillig hinter sich brachte.

*Konstruktion eines »Anti-Symptomträgers«:* Als Anti-Symptomträgerin hatte die Patientin spontan eine Frau vor Augen, die sich lasziv auf einer Chaiselongue räkelte, nichts wirklich zu tun hatte und es sich offensichtlich einfach nur gut gehen ließ. Die genauere Beschreibung ergab, dass diese »Chaiselongue-Dame« ganz und gar nicht den straffen Körper der Parkläuferin hatte, sondern eher unsportlich war, mit weichen Muskeln und weicher Haut, dass ihr Körper sogar etwas mollig war, dass aber ihr Geruchs- und Geschmackssinn recht gut ausgeprägt waren, dass sie offenbar auf gutes Essen und auf alle sonstigen für das leibliche Wohlergehen angenehmen Dinge großen Wert legte, dass sie sich insbesondere in ihrem Körper sehr wohl fühlte. Alle Sinne, auch das Gehör, der Geruch- und der Tastsinn, schienen darauf ausgerichtet, Angenehmes zu erfahren. Der Nachteil – in den Augen der Patientin – war nur, dass sie offenbar keinerlei berufliche Ambitionen hatte und keinerlei Ehrgeiz, diesen Zustand entscheidend zu verändern.

*Kommunikation zwischen »Symptom- und Anti-Symptomträger«:* Nun wurden »Symptomträger« und »Anti-Symptomträger« gebeten, sich ein Bild von der Welt des jeweils anderen zu machen. Die Symptomträgerin weigerte sich zunächst, sich zu jener molligen, lasziven und völlig »nutzlosen« Person auf der Chaiselongue zu begeben, weil sie ihr allzu weit entfernt von ihrer eigenen Welt erschien. So wurde die Anti-Symptomträgerin gebeten, zur Symptomträgerin herunterzukommen und sich hinter diese Frau zu stellen, die im Eilschritt durch den Park hastete. Sie war zwar willens, das zu tun, nach kurzer Zeit aber nicht mehr fähig, denn sie geriet bald außer Atem und zudem wurde ihr schlecht, denn es war sehr früh am Morgen, viel zu früh für sie, und sie hatte noch nichts gefrühstückt. Sie verlor den Kontakt und wunderte sich nur, wie die andere, die Parkläuferin, es schaffte, in einer solchen körperlichen Verfassung mit ihren Gedanken schon voraus im Büro zu sein und dort die einzelnen Aufgaben zu planen. Sie, die Chaiselongue-Dame, sollte nun die Parkläuferin bitten, vielleicht etwas langsamer zu gehen und ihr mitteilen, was ihr durch den Kopf gehe. Wider Erwarten stieß dieser Vorschlag auf Resonanz, die Parkläuferin verlangsamte ihren Schritt, schien überrascht, dass sich jemand für ihre Gedanken interessierte und antwortete bereitwillig auf alle möglichen Fragen. Dabei kam der Therapeut der Anti-Symptomträgerin, d. h. der Chaiselongue-Dame, manchmal zu Hilfe, indem er ihr Fragen vorschlug, die sie stellen könnte, etwa: »Wie machst du das nur, dass du deinen leeren Magen nicht spürst? Der muss doch ähnlich weh tun wie meiner jetzt.« Die Antwort »Ich habe jetzt doch anderes zu tun, als an meinen Magen zu denken!«, war für die Anti-Symptomträgerin völlig unverständlich, denn sie fühlte sich auch geistig nur fit, wenn es ihrem Körper gut ging; sie war unfähig, Körper und Geist zu trennen, deshalb musste sie sich immer erst um ihren Körper kümmern, wenn sie gedanklich etwas Wichtiges bearbeiten wollte. Das empfand sie zwar als lästig, sie hatte sich aber gut daran gewöhnt.

An dieser Stelle erklärte der Therapeut (im Sinne einer Psychoedukation), dass sich Menschen in vielen Aspekten unterscheiden, u. a. auch darin, wie gut sie ihren Körper und dessen Empfindungen dissoziieren können. Dissoziation habe unbestreitbare Vorteile, weil der Körper dann nicht hinderlich ist, wenn man beispielsweise eine Aufgabe erfüllen muss. Das habe aber auch Nachteile, weil man bestimmte Signale des Körpers – beispielsweise ein leichtes Hungergefühl oder ein ungutes Gefühl im Magen – nicht mehr registriert und so nicht entsprechend reagieren kann. Das kann dazu führen, dass sich im Laufe der Zeit solide Symptome wie beispielsweise Schmerzen entwickeln. Solange Schmerzen nur gering genug sind, könne man sie ausblenden, einfach nicht zur Kenntnis nehmen, bis sie dann die Bewusstseinsschwelle überschreiten; dann aber handelt es sich meist schon um ein ernstes körperliches Symptom, das sich nicht mehr leugnen lässt.

Es dauerte einige Zeit, bis die Symptomträgerin bzw. Parkläuferin doch zu motivieren war, in die Welt der Anti-Symptomträgerin einzutreten. Hierbei half das »Unbewusste«, das auf wiederholte Fragen des Therapeuten mit einer Levitation der »Ja-Hand« antwortete. Verabredungsgemäß benutzte die Patientin zunächst nur ihren visuellen Sinneskanal und schaute sich im Zimmer der anderen um: Vieles war ihr fremd, manches gefiel ihr doch – und später berichtete sie, dass sie ungefähr zu diesem Zeitpunkt begann, an ihrer eigenen Wohnung Kleinigkeiten zu verändern. Als Nächstes traute sie sich, den Geruchs- und Tastsinn der Anti-Symptomträgerin zu erkunden – sie probierte verschiedene Parfums und Bade-Öle aus –, dann kam der Geschmackssinn und erst danach eine vage, vorsichtige Empfindung für ihren Bauch.

*Konflikt- und problemorientierte Arbeit:* Das löste zunächst unangenehme, auch schmerzhafte Empfindungen aus und führte zu spontanen Altersregressionen, in denen traumatische Erfahrungen aus ihrer Kindheit und frühen Jugend aufgearbeitet wurden: Sie war von ihrem Vater regelmäßig geschlagen worden und hatte eines Tages entdeckt, dass sie die körperlichen Schmerzen dann nicht spürte, wenn sie sich durch geistige Dissoziation an einen anderen Ort »beamte«. Hierauf folgte der problemorientierte Teil der Behandlung, der längere Zeit in Anspruch nahm. Die Patientin lernte mit Hilfe ihres Unbewussten und verschiedenen Helferfiguren, alternative Handlungsoptionen zu entwickeln, welche ihr habituelles Dissoziationsmuster überflüssig machte. Erst danach verschwanden langsam die Oberbauchbeschwerden.

### 5.5.4 Metaphorische Ebene

Metapher, wie sie in der Hypnotherapie verwendet wird, ist ein unscharfer Begriff. Es gibt humorvolle, verwirrende, tiefsinnige Symbole, Bilder, Geschichten, Märchen, Mythen, Anekdoten und Fallgeschichten, die unter dem Begriff Metapher subsumiert werden (Revenstorf et al. 2015). Wie in Kapitel 5.3 besprochen, werden Metaphern in Trance, anders als im Alltagsdenken, meist vorbehaltlos rezipiert (▶ Kap. 5.3). Wenn man einem Erwachsenen ein Märchen erzählt, schiebt er den Inhalt normalerweise als irrelevant beiseite, denn Märchen sind etwas für Kinder, sagt das Alltagsbewusstsein. In Trance dagegen wird die Geschichte, Metapher oder Anekdote unbefangen in das assoziative Gedankengewebe aufgenommen – allerdings in für den Therapeuten meist unvorhersehbarer Form.

Einer Prüfungskandidatin, der es darum ging, sich diszipliniert auf die Prüfung vorzubereiten, wurde in Trance die Geschichte von Dädalus und Ikarus erzählt. Sie berichtet: »Um mit Dädalus zu sprechen, konnte ich die Flughöhe mühelos anpassen. Gelernt habe ich einfach nur, bis die geplante Lernzeit vorbei war, und habe dann aufgehört, egal ob das Pensum geschafft war oder nicht – erstaunlicherweise, ohne ein schlechtes Gewissen zu bekommen. Was das mittelfristige Fluglevel angeht, tut sich auch etwas: Ich kann mich

> langsam damit anfreunden, kein drittes Kind mehr zu bekommen« (Revenstorf 2017, S. 112). Diese Geschichte hat mehrere relevante Aspekte: einmal, dass Ikarus abstürzt, weil er zu hoch fliegt; dann aber auch, dass Dädalus schuldfrei auf mittlerer Höhe weiterfliegt und schließlich eine Siedlung gründet (Syrakus auf Sizilien) – ohne sein Kind. Außerdem war der Flug die Befreiung aus dem Gefängnis, in das Minos, der König von Kreta, die beiden verbannt hatte.

In einer Metapher kann man etwas sagen, ohne es explizit auszusprechen und damit einen argumentativen Diskurs auslösen. Es bleibt ja auch unausgesprochen, was der Erzähler gemeint haben könnte, denn eine gute Geschichte bietet viele thematische Anknüpfungspunkte. Der Zuhörer muss die Geschichte auch gar nicht auf sich beziehen. Sie wird vielleicht als unterhaltsame Art der Fürsorge für den Patienten angenommen. Doch unbewusst können dadurch Suchprozesse ausgelöst werden und Verknüpfungen stattfinden. Das liegt an der besonderen Qualität der mentalen Verarbeitung in hypnotischer Trance. Erickson vermutete, dass Trance ein Zustand ist, in dem die Begrenzungen des Alltagsdenkens vorübergehend unwirksam sind und neue Verknüpfungen stattfinden. Wenn man der Patientin im obigen Fallbeispiel ohne Hypnose gesagt hätte: »Arbeiten Sie einfach ein mittleres Maß, stellen Sie keine zu hohen Ansprüche an sich und haben Sie kein schlechtes Gewissen, wenn Sie nicht alles geschafft haben. Es geht darum, dass Sie durch die Prüfung mehr Freiheit gewinnen. Außerdem haben Sie auch noch eine Familie, auch wenn Sie kein drittes Kind mehr bekommen«, hätte man ihr eine Belehrung übergestülpt, die fremdbestimmt daherkommt und den Zuhörer überlegen lässt, ob er sich davon abgrenzen möchte, weil er irgendetwas in der Aussage nicht für passend hält. Die Frage ist, ob die Patientin den gut gemeinten Rat angenommen hätte, da sie natürlich wusste, dass man es so sehen sollte. So aber musste sie nichts ablehnen, sondern konnte das annehmen, was für sie passend war – das kann möglicherweise etwas sein, was der Erzähler gar nicht im Sinn hatte und die Patientin muss darüber auch keine Rechenschaft ablegen.

Man kann jedoch noch weitergehen, da man mit einer Metapher Unsagbares ausdrücken kann. Ein Beispiel dafür ist Ericksons Fall ei-

## 5.5 Hypnotische Interventions-Ebenen

nes Mannes mit Ejaculatio präcox, dem er in Trance eine Geschichte erzählte, in der ein junger Mann seine Zigarette unachtsam in einem wertvollen Glasaschenbecher verglimmen lässt, sodass dieser zerspringt. Erickson symbolisierte mit der Zigarette den Penis des Mannes, der die Vagina – symbolisiert durch den Aschenbecher – nicht würdigen kann. Er erreichte damit nicht nur, dass der Patient vorübergehend eine Art Zigarettenphobie entwickelte, sondern dass er mit der nächsten Freundin normalen Geschlechtsverkehr haben konnte (Erickson 1997).

Es geht bei der therapeutischen Verwendung von Metaphern nicht darum, dem Patienten etwas durch die Blume zu sagen, nicht um eine Unterweisung in bildhaft dekorativer Form, wie es bei vielen Parabeln oder Fabeln der Fall ist. Vielmehr geht es darum, den semantischen Kontext, in dem der Patient sein Problem sieht, zu erweitern, indem man einen neuen Inhalt hinzufügt, der vielfältige Informationen aus fremden Bereichen enthält. Sie entstammen der Tierwelt, der Mythenwelt, anderen Zeiten, anderen Lebensbereichen, anderen Berufen usw. Linguisten sprechen von einem Interaktionseffekt, der sich zwischen dem Thema und der dazu kommenden Metapher abspiele, wie eine chemische Reaktion. Die Metapher gehe eine »Affäre« mit dem Thema ein. Das Thema macht sozusagen einen Seitensprung, und es gerät etwas in Bewegung (Kurtz 1997). Eine Metapher darf weder trivial noch absurd sein. Sie muss interessant sein, sie muss eine Reibungsfläche, einen leichten Dissens erzeugen. Kurtz nennt als Beispiel den Poeten, der sagt: »Mein Gedicht ist mein Messer«. Die Reibung entsteht dadurch, dass Poesie sanft und ein Messer scharf ist. Das löst innere Suchprozesse aus. Darauf beruht auch Poesie, dass sie nichts ausspricht, sondern eigene Gedanken auslöst. »I, who was lost and lonely/Believing life was only/A bitter joke, I found with you/The meaning of existence/Oh my love«. So geht eine Zeile aus dem Lied »Corcovado« von Antonio Carlos Jobim. Man sucht und jeder stellt andere Assoziationen her: meine Einsamkeit, enttäuschte Liebe, ist das der Sinn des Lebens, liebe ich trotzdem... In dieser Weise ist auch Hypnotherapie poetisch.

Um auf den Fall einer Migräne zurückzukommen:

### Fallbeispiel: Migräne als Abgrenzung

Eine Patientin erweckte den Eindruck, dass sie sich damit schwertat, auf Anforderungen differenziert zu reagieren, und sie dazu neigte, eine Migräneattacke zu entwickeln, die den Rückzug unvermeidbar machte, wenn zu viele Menschen etwas von ihr wollten. Es wurde das Märchen Turandot als Filtermetapher in der Hypnose verwendet:

»Kann ich Sie an die Geschichte erinnern von einer schönen Frau, um die sich viele Männer bewarben? Sie wollte aber nichts von ihnen wissen, sondern *ihre Ruhe* haben, um Gedichte zu schreiben, Musik zu machen und zu malen. Um sie abzuschrecken, gab sie ihren Bewerbern drei Rätsel auf und wer diese Rätsel nicht löste, verlor sein Leben. Es fanden sich trotzdem immer wieder neue Bewerber, die es versuchten. Eines Tages verirrte sich ein Fremder in die Gegend und erfuhr von der schönen Frau. Er erkundigte sich ganz genau, was zu tun ist, um sie zu gewinnen. Er lernte bei Philosophen und er lernte bei Kriegern und er lernte alles Mögliche, um ganz gut *gewappnet* zu sein. Zu dieser Zeit bat diese schöne Prinzessin ihren Vater, ihr eine Burg zu bauen, umgeben von einer *Mauer* mit einem *geheimen Tor*, damit sie endlich *ihre Ruhe habe*. Der Vater war traurig, weil er bedauerte, keinen Nachfolger für sich und für seine Tochter keinen Mann zu finden. Er baute ihr dieses Schloss mit einer großen Mauer, weil er sie *so liebte*. Und sie war *glücklich* hinter dieser Mauer und konnte ihren Künsten nachgehen und malen und dichten. Eines Tages kam dann dieser Fremde und fand das geheime Tor. Er stand im Hof und sagte:»Nenne mir Deine Rätsel.« Er löste sie alle drei, sah aber, wie *unwillig* die Prinzessin war und sagte:»Wir drehen den Spieß um. Ich stelle dir eine Aufgabe und wenn du sie löst, dann bist du frei. Finde meinen Namen heraus.« Dann ging er. Die Prinzessin setzte alle Hebel in Bewegung und benutzte Intrigen, Erpressung und Folter, um den Namen dieses fremden Mannes herauszufinden. Und sie fand ihn heraus. Am nächsten Morgen trat sie auf den Balkon vor das Volk und sagte:»Ich kenne seinen Namen.« Alle wurden sehr traurig, weil sie wussten, was das bedeutete. Da sagte sie:»Sein Name ist

## 5.5 Hypnotische Interventions-Ebenen

*Liebe.*« Und alle waren *erleichtert*, weil sie wussten, was das bedeutete. Später erzählte sie dem Mann, dass ihre Großmutter früher hierher gezogen sei. Aber es gab Überfälle von Vandalen und die Großmutter der Prinzessin wurde *geschändet* und sie hat sich heilige Rache geschworen. *Das hat der Mann verstanden.*

Eine Metapher bildet immer einige Elemente der Geschichte des Patienten ab (Homomorphie). Hier im Fall der Migräne sind es die Anforderungen von außen, das Bedürfnis, sich zurückzuziehen, die Protagonistin als attraktive Person und Tätigkeiten, die ihr persönlich wertvoll sind. Die Patientin kennt diese Aspekte ihres Lebens, aber weiß nicht, wie sie sie umstrukturieren könnte, damit eine zufriedenstellende Lösung entsteht. Die Metapher enthält vergleichbare Elemente und zusätzlich einen Transformationsmechanismus, der das ermöglicht. Das kann Reifung, Vernunft (wie bei Dädalus), Hilfe von außen oder manchmal auch ein Wunder sein. In der Turandot-Geschichte ist es die Uneigennützigkeit des Anwärters, welche die Prinzessin überzeugt und zugleich aus ihrer selbstgewählten Einsamkeit erlöst.

Im Text sind einige Worte kursiv, die geeignet wären, als sogenannte Einstreusuggestionen (Erickson 1966/1998; Revenstorf und Freund 2015) zu fungieren, falls es bei der Patientin auch darum ginge, sich ungeliebt zu fühlen und sie sich daher schwertut, jemanden zurückzuweisen. Dann würde man diese etwas anders betonen und vielleicht wiederholen, so dass sie ein eigenes Erinnerungsnetzwerk bilden können.

Wenn Metaphern durch ihre semantische Schnittmenge mit dem Thema eine mentale Eigenaktivität auslösen, so ist es klug, mehr als eine Geschichte zu erzählen. Nicht nur, dass sich dadurch nach dem Gießkannen-Prinzip die Chancen erhöhen, dass etwas Passendes dabei ist. Es findet auch eine Interaktion zwischen den Metaphern statt, sodass diese Schnittmenge eine nicht einmal verbalisierte Information an den Zuhörer heranträgt.

Eine Frau, die über Schlafstörungen klagte, berichtete folgende Erinnerung aus der Trance:

»Es ging um mein Lieblingsmärchen (Schneeweißchen und Rosenrot). Du erzähltest mir dann etwas vom Hasen, der es eilig hat und zum Tee zur Königin muss, etwas mit Winterschlaf und Bär – leider liegt fast alles im Dunkeln, weil ich bewusst vermieden habe, es kognitiv abzuspeichern und mich aufs Angenehmste habe fallen lassen.«

Außer den genannten Grimm'schen Märchen (Kinder- und Hausmärchen 161) wurde ihr die Geschichte von einem Bären erzählt, der eine Todesliste hat. Der Hase fragt ihn, ob er ihn nicht einfach davon streichen kann (s. u.). In der Phantasie ist daraus eine ganz neue Geschichte geworden, in der Winterschlaf und Tee bei der Königin hinzugedichtet wurden, die nicht vorkamen.

Metaphern dienen dem »pacing«, indem sie den gegenwärtigen Zustand des Patienten treffend beschreiben. Da sie aber im Allgemeinen viele Bilder enthalten, bieten Sie gleichzeitig einen Ansatzpunkt, etwas zu verändern: »Sie fühlen sich wie ein Esel zwischen zwei Heuhaufen, oder? Dann wird der Esel vielleicht verhungern oder er wird weggehen, um woanders Futter zu suchen.« Andere Metaphern dienen der Destabilisierung des kognitiv-affektiven Systems und können es dem Patienten erleichtern, von einer fixierten Einstellung Abstand zu nehmen. Als Beispiel:

Im Wald geht das Gerücht um, der Bär habe eine Todesliste. Da kommt der Wolf und sagt: »Hallo, alter Kumpel, hast du eine Todesliste?« Der Bär sagt »Ja« und der Wolf fragt »Bin ich da drauf?« und der Bär sagt »Ja«. Da rennt der Wolf so schnell und weit, wie er kann, und kippt am Ende tot um. Da kommt der Fuchs und sagt: »Hallo Bär, mein Freund, hast du eine Todesliste?« Der Bär sagt »Ja« und der Fuchs fragt »Bin ich da drauf?« und der Bär sagt »Ja«. Der Fuchs verkriecht sich im äußersten Winkel seines Baus und erstickt. Da kommt der Hase angehoppelt und sagt: »Hallo Bär, hast du eine Todesliste?« Der Bär sagt »Ja« und der Hase fragt »Bin ich da drauf?« und der Bär sagt »Ja«. Da fragt der Hase: »Kannst du mich streichen?« und der Bär sagt »Ja«.

Die Metapher kann auch zur Ressourcensuche anregen, wie etwa im Märchen vom *Teufel mit den drei Goldenen Haaren* (KHM 29), wo viele Ressourcen genannt werden, die es dem Glückskind ermöglichen, alle Hindernisse zu überwinden.

## 5.6 Befragung des stillen Wissens

Oft ist das Therapieziel klar (Angstbeseitigung, Schmerzbeseitigung) und auch der Weg dahin (Assoziation einer Ressource, Dissoziation von Schmerz). Dann ist eine Symptom- oder Konflikt-orientierte Bearbeitung relativ gut beschreibbar. Manchmal ist das Ziel nicht klar – bei Entscheidungskonflikten –, manchmal ist der Weg nicht klar und manchmal ist beides der Fall. Dann kann man in Trance das bereits erwähnte ›stille‹ Wissen anzapfen (▶ Kap. 5.4), indem die fehlende Information über idiomotorische Körpersignale erforscht wird. Im einfachen Fall kann man über unwillkürliche Fingersignale abfragen, ob und wann das Symptom gehen kann. Wenn es um einen Entscheidungskonflikt geht, kann man sich des Rituals der magnetischen Hände bedienen:

> Zunächst erklärt man den Greifreflex des Säuglings als angeborenes Signalsystem des vorsprachlichen Wissens, dass nämlich das Zusammengehen der Hände eine innere Zustimmung auf intuitiver Basis bedeute. Dann erfolgt die Zuordnung der Hände zu den widersprüchlichen Interessen (etwa Leistungsanspruch und Erholungsbedürfnis). Der Patient wird anschließend gebeten, sich vorzustellen, er halte einen Ballon zwischen den Händen. Die Induktion besteht darin, sich auf die unterschiedlichen Empfindungen in den Händen zu konzentrieren. Dann stellt man dem Patienten eine Reihe von Fragen zum Konflikt. Wenn zwischen den Händen eine Anziehung oder ein Aufeinander-Zugehen spürbar wird, bedeutet das

die Zustimmung des stillen Wissens. Der Therapeut fragt: »Sind Sie bereit, sich mit dem Thema zu befassen? Bereit, mit dem Thema in Trance zu gehen? Gibt es in Ihrem tieferen Wissen Informationen dazu, wie die beiden Teile unter einen Hut zu bringen sind? Ist Ihr Unbewusstes bereit, die Informationen zugänglich zu machen? Gibt es ein Hindernis, das erst noch ausgeräumt werden muss? Sind sie interessiert, dem Hindernis nachzugehen? Gibt es in den letzten fünf Jahren Erfahrungen, die mit dem Hindernis (dem Thema) zusammenhängen? Auch wenn es Ihnen nicht bewusst ist, können die Hände anzeigen, dass es solche Erfahrungen gab ... in den letzten 10 Jahren ... zwischen 30 und 40 (an das Lebensalter anpassen) ... zwischen 20 und 30 ...zwischen 10 und 20 ... zwischen 5 und 10 ... in den ersten fünf Jahren.« Wenn die Hände sich berühren, hat das Unbewusste eine Lösung gefunden, die nicht sofort bewusst sein muss. Dann beendet man die Übung und fragt, wie sich die Hände anfühlen. Wenn die Hände nicht zusammengegangen sind, fragt man, ob der Unterschiedlichkeit der Empfindungen in beiden Händen eine Bedeutung gegeben werden kann oder ob eine Lösung bewusst geworden ist.

Wenn das Problem dadurch gelöst wird, dass der Patient etwas loslassen müsste wie z. B. beim Rauchen, dann kann man den Patienten die Zigarette zwischen Zeige- und Mittelfinger der levitierten Hand halten lassen (Gerl et al. 2015). Das kann man verallgemeinern, indem man in die levitierte Hand einen Zettel gibt, auf dem steht, was losgelassen werden soll (Symptom, Wunsch, Blockade, Bedürfnis). Man bittet den Patienten, in Trance zu gehen, die Zigarette bzw. den Zettel zwischen Daumen und Zeigefinger festzuhalten, und sagt, dass die Finger sich von allein lösen und den Zettel (die Zigarette) fallen lassen, wenn das Unbewusste weiß, wann und unter welchen Umständen das möglich sein wird. Dazu soll sich der Patient in der Trance vorstellen, auf eine Leinwand zu blicken, auf der ein Zeichen wie ein Datum oder ein Umstand erscheint. Das folgende Beispiel mag das verdeutlichen:

## 5.6 Befragung des stillen Wissens

> Es ging um das ›Loslassen‹ des Bedürfnisses, am Arbeitsplatz herumstehende Kekse zwanghaft essen zu müssen und darum, stattdessen den Konsum auf 50 % zu reduzieren. Das stand auf dem Zettel, der nach kurzer Zeit fiel. Nach drei Wochen berichtete die Patientin, dass sie in der Tat seitdem keine Kekse mehr gegessen habe (in der Klinik – aber auch sonst extrem wenig). Als Symboltier für diese Haltung hatte sie einen Elefanten (ein widerstandsfähiges Tier) auf der Leinwand gesehen. Allerdings sagte sie, dass der nicht so wichtig war, sie ihn aber immer noch lustig fände. Sie habe sich seit der Sitzung weniger an den Plätzen aufgehalten, wo Süßigkeiten herumstanden, und auch aktiv nichts beschafft, was sie davor durchaus getan hatte. Vor allem habe sie nicht mehr nebenbei und gedankenlos gegessen, auch abends nur noch sehr selten Schokolade zu ihrem Wein. Das falle ihr nicht schwer. Ihr falle auf, dass sie vor diesen Süßkrambergen stehe – und dann nähme sie halt nichts. Das war sonst fast ein Automatismus.

Manchmal erscheint auf der Leinwand ein Datum oder eine Erinnerung, die mit dem Thema zusammenhängt. Auch eine zukünftige Situation, zu der etwas möglich sein wird, oder ein Symbol (wie hier der Elefant) kann erscheinen. Die verschiedenen hypnotischen Techniken des Loslassens, der ›magnetischen Hände‹, des Erzählen von Metaphern, die Suche nach Ressourcen in der Altersregression, die Suche nach der Vorstellung eines Wesens, welches das Opfer in der traumatischen Situation versorgen kann, und das Finden von Bildern, die Haltung symbolisieren, die für eine Verhaltens- oder Erlebnisänderung hilfreich sind, haben die Funktion, dass der Therapeut dem Patienten bei der Suche nach Möglichkeiten im Langzeitspeicher seines Gedächtnisses hilft. Es entspricht dem, was man in der Zauberkunst »cold reading« nennt: Der Proband hat im Publikum etwas versteckt und der »Zauberer« führt ihn am kleinen Finger zielsicher zu dem Versteck, obwohl er es nicht kennt. Tatsächlich lässt der »Zauberer« sich von dem Probanden führen, indem er auf die minimalen Muskelreaktionen des Nachgebens und des Zögerns im kleinen Finger des Probanden reagiert. So auch der Hypnotherapeut: Er macht kleine Richtungsvorschläge und nimmt die unwillkürliche Reaktion des Patienten darauf als Ausgangspunkt für den nächsten Schritt. Damit die Suche des Patienten nicht gleich durch Einwände und Überlegungen des Alltagsdenkens blockiert wird, besteht der erste Schritt in der Induktion einer Trance, die dem Patienten einen inneren Freiraum gibt. Auch hier verfährt der Therapeut nach dem gleichen Prinzip. Er macht Angebote und adaptiert sie, je nachdem wie der Patient darauf reagiert, was als »pacing« und »leading« bezeichnet wird. Wenn z. B. eine Handlevitation als Induktion verwendet wird, kann er die Hand am Gelenk unterstützen und unmittelbar »cold reading« praktizieren. Fühlt sich die Hand leicht an, kann er sagen: »Gut, leicht wie eine Feder oder wie ein Blatt im Wind«. Fühlt sie sich nicht ganz leicht an, kann er vorschlagen: »Sie wird ganz steif, wie die Hand einer Statue im Park«. Fühlt sie sich schwer an, kann er sagen: »Sie wird schwer und kann in den Schoß zurückkehren und dabei mit jedem Millimeter schwerer werden; und dabei können Sie tiefer in Trance gehen und sich entspannen«.

Trance wird möglich, wenn die Aktivität des Alltagsdenkens nachlässt und der Patient Vertrauen in sein Unbewusstes gewinnt. Das fällt ihm leichter, wenn zunächst der Therapeut dieses Vertrauen hat. Der Therapeut wiederum hat das Vertrauen durch Beherrschen seiner Technik. Neben dieser kognitiven Ebene der Glaubwürdigkeit etabliert sich fast zwangsläufig auf der emotionalen Ebene eine kindliche Regression des Vertrauens in die Beziehung. Das macht es dem Therapeuten möglich, dem Patienten in direkter, elterlich bestimmender Weise (väterliche Induktion) dazu zu verhelfen, einen Vorsatz zu bilden, um das gefundene Wissen posthypnotisch in den Alltag mitzunehmen. Würde er sich jedoch auf solche direkten Suggestionen beschränken, müsste er selbst das Ziel für den Patienten finden und es ihm dann überstülpen. Er würde die Absichtslosigkeit aufgeben und wäre nicht weit vom Bühnenhypnotiseur entfernt. Die Befragung des stillen Wissens in den verschiedenen genannten Formen verhindert dieses Überstülpen und den Verlust der Absichtslosigkeit. Sie nutzt die Kreativität des Patienten für seine Lösung.

# 6   Klinisches Fallbeispiel: Das eingesperrte Kindermädchen

Das folgende Fallbeispiel wurde kurz nach Beendigung der Behandlung schon veröffentlicht (Peter 1983): Es handelte sich um eine 23-jährige Studentin, welche wegen Fettsucht (Adipositas) in Behandlung kam. Ich empfand sie nicht als wirklich fett, vielleicht etwas mollig mit einer guten Portion »Babyspeck«. Die Exploration in den ersten Stunden war mühsam und letztlich unergiebig. Ihre Standardantworten waren »Weiß nicht«, »Keine Ahnung« oder einfach nur Schulterzucken. Weil ich damals noch keine Berichte an Gutachter schreiben musste, akzeptierte ich ihre Unwilligkeit oder Unfähigkeit, mehr über sich und ihr Leben preiszugeben, zog aber immerhin die Diagnose »Selektiver Mutismus« in Betracht. Ich schätzte sie auch als schwer depressiv ein, an der Grenze zum depressiven Stupor. Heute wäre ich womöglich zurückhaltender, aber damals hatte ich aufgrund ihres nonverbalen, mir zugewandten Verhaltens spontan den Eindruck eines guten Rapports bzw. einer guten Beziehung (Revenstorf und Durian 2015). Also versuchte ich in der fünften Sitzung eine Tranceinduktion, die – wenn auch nur sehr langsam und zögerlich – doch überraschend gut gelang und auch zu einem überraschenden Ergebnis führte. Damals wusste ich es noch nicht und konnte deshalb ihr Verhalten bei der Tranceinduktion noch nicht einordnen; erst seit einigen Jahren liegen Berichte und Untersuchungen vor, die dieses verzögerte, scheinbar unkooperative Verhalten bei einem kleinen Teil von Hochhypnotisierbaren beschreiben: Es handelt sich dabei um dissoziative bzw. amnesiegeneigte Hochhypnotisierbare, auf die wir oben schon näher eingegangen sind.

Das überraschende Ergebnis der Tranceinduktion war eine spontane, d. h. von mir nicht induzierte Altersregression: Sehr langsam und zögerlich, mit der tonlosen Stimme eines kleinen, depressiven, etwa fünfjährigen Mädchens berichtete sie, sie sei in ihrem Kinderzimmer eingesperrt. Auf meine Fragen nach dem Warum, Wie lange schon etc. erhielt ich die gleichen Reaktionen wie in den Explorationsversuchen davor: Sie wisse es nicht, verstehe es nicht, oder bloßes Schulterzucken. Was sie denn mache, womit sie sich die Zeit vertreibe? »Mit einem großen Stück Kuchen.« Erst nach langem und geduldigem Nachfragen erfuhr ich, dass ihre Eltern beide tagsüber beruflich außer Haus waren und sie, das Einzelkind, der Obhut eines Kindermädchens überlassen hatten. Dieses jedoch kümmerte sich offensichtlich in keiner Weise um sie, sondern vergnügte sich mit dem Freund. Das ging wohl schon eine ganze Weile so. Anfangs hatte die Kleine noch gequengelt, teilweise auch heftig aufbegehrt, war letztlich damit aber erfolglos geblieben. So saß sie stundenlang allein in ihrem Zimmer und wusste nichts zu tun außer zu essen. Die einfachste Möglichkeit nämlich, die Kleine fernzuhalten und ruhigzustellen, war für das Kindermädchen offensichtlich, sie in ihr Kinderzimmer einzusperren und mit Süßigkeiten vollzustopfen. So lernte die Patientin schon sehr früh, Langeweile und Depression mit Süßigkeiten zu »lindern«.

In der Altersregression war ich für sie offensichtlich nicht mehr Therapeut, sondern eine nicht näher definierte erwachsene Person, mit der sie sich vertrauensvoll unterhalten konnte. So überlegten und beratschlagten wir, was sie in ihrer misslichen Lage des Eingesperrtseins am besten tun könne. Viele Vorschläge von ihr und mir wurden diskutiert und viele Möglichkeiten erwogen, als nutzlos erkannt und wieder verworfen. Ein wesentlicher Teil meiner Rolle bestand darin, immer wieder zu betonen, dass es ein Unrecht sei, was ihr geschehe. Aufgabe des Kindermädchens sei es doch, sich um sie zu kümmern, mit ihr zu spielen, in die Stadt und auf Kinderspielplätze zu gehen, Kontakt mit anderen Kindern herzustellen etc. Dafür werde es von den Eltern eigens bezahlt. Man könne einfach nicht akzeptieren, dass das Kindermädchen seine Aufgabe so eklatant vernachlässige, mehr noch, dass es sie, die Kleine, zur Untätigkeit und Langeweile verdamme und sie mit Süßigkeiten vollstopfe. Was sie jetzt als kleines Mädchen lerne – sich zu langweilen und sich mit Süßem zu beruhigen –, werde ihr später einmal zum Nachteil, wenn nicht gar ihr Leben bestimmen. Man kön-

## 6 Klinisches Fallbeispiel: Das eingesperrte Kindermädchen

ne das einfach nicht hinnehmen und müsse etwas dagegen unternehmen! In vielen Stunden schimpfte ich so oder ähnlich vor mich hin oder bemühte mich mit sachlichen Argumenten, ohne allerdings einen sichtbaren Eindruck bei meiner Patientin zu hinterlassen; viele lange Stunden verharrte sie in ihrer passiv-depressiven Haltung: Sie könne nichts machen, sei eingesperrt, hilflos, ein kleines Mädchen, das gegen die erwachsene Kinderfrau nichts unternehmen könne etc. Nicht einmal Vorstellungen, was man »draußen« alles unternehmen könne, waren möglich, sie zeigte keine Initiative, keinen Antrieb, war sensorisch völlig depriviert, motorisch restringiert und fixiert auf ihre Selbstwahrnehmung als armes passives Mädchen, dessen einzige Beschäftigung das Vor-sich-hin-Essen von Süßigkeiten war.

Nach vielen frustrierenden Stunden war es dann doch so weit, dass sich etwas in ihr regte und sie schließlich so etwas wie Ärger auf das Kindermädchen empfand und ein »Bedürfnis« entwickelte, es zu bestrafen. So diskutierten wir viele Möglichkeiten einer effektiven Strafe, die aber alle als wenig erfolgversprechend wieder verworfen wurden: Sie bei den Eltern verpetzen schied als »unfair« aus; trotzig sein, ihr gegen das Schienbein treten, laut schreien etc. hatte sie eingangs schon erfolglos versucht. Hierüber vergingen wiederum einige Stunden. Schließlich entwickelten wir die Idee, sie könnte das Kindermädchen in ihr Zimmer locken und es zum Süßigkeiten-Essen animieren. Hierbei half möglicherweise auch meine nebenbei geäußerte Vermutung: Das Kindermädchen, diese naive und egozentrische junge Frau, weiß vielleicht gar nicht, was sie da tut. Würde sie wissen, was sie bei dem kleinen Mädchen anrichtet, würde sie das sicherlich unterlassen und sich ordentlich kümmern. Also müssen wir sie dazu bringen, am eigenen Leib zu spüren, wie es ist, in einem kleinen Raum eingesperrt und zur Passivität verdammt zu sein und zur Unterhaltung und Beruhigung nur Süßigkeiten zu haben.

Etwa in der 10. Sitzung kam die Wende. Die Patientin als kleines Mädchen wachte innerhalb der Trance gewissermaßen auf und wurde aktiv. Wir diskutierten nun mehrere Möglichkeiten, das Kindermädchen ins Kinderzimmer zu locken und dann schnell von außen die Türe zuzusperren. Gesagt, getan. Das Mädchen war plötzlich lebendig, huschte aus seinem Zimmer, schloss die Tür und sperrte sie hinter dem Kindermädchen zu. Nun vertrat ich das Kindermädchen. Ich ging mit der Kleinen in die Stadt und wir kauften als Erstes einen ganzen Berg Süßigkeiten, Torten, Kuchen, Schokolade und Plätzchen. Das alles stellten wir dem Kindermädchen ins Zimmer mit der Ankündigung, dass es das Zimmer erst wieder verlassen dürfe, wenn alles aufgegessen ist.

In den folgenden Sitzungen unternahm ich mit dem kleinen Mädchen eine Reihe von Dingen, die eigentlich Aufgabe des Kindermädchens gewesen wären. Wir verließen immer wieder die Wohnung und gingen in die (Klein-)Stadt, auf Straßen und Plätze oder in Kaufhäuser. Anfangs war sie noch schüchtern und zurückhaltend, taute dann aber mehr und mehr auf. Beispielhaft hier eine Szene auf einem Spielplatz: In der einen Ecke spielten ein paar Jungen miteinander und benahmen sich in ihren Augen eher rüpelhaft. Das machte ihr Angst. Ich versuchte sie zu beruhigen, was nicht gut gelang. Dann deutete ich in die gegenüberliegende Ecke des Spielplatzes, wo ein anderer Junge allein und verloren vor sich hin spielte. Diesem könne sie doch Gesellschaft leisten. Das tat sie. Beide zusammen könnten doch zu den anderen Jungen hingehen und fragen, ob sie auch mitmachen dürfen. Dem folgte sie und ich lobte sie für jeden einzelnen Schritt.

Nach fast jeder dieser Unternehmungen schauten wir im Kinderzimmer nach und verschlossen die Tür wieder, weil das Kindermädchen noch nicht alles aufgegessen hatte. Schließlich war es dann eines Tages so weit und wir forderten es auf, das Zimmer zu verlassen. Zu meiner Überraschung – damit hatte ich wirklich nicht gerechnet – weigerte es sich, herauszukommen, weil es richtig dick und fett geworden war. Jetzt schien nicht nur das Bestrafungsbedürfnis des kleinen Mädchens gestillt, sondern es zeigte spontan natürliches Mitgefühl, als es sah, wie unglücklich das Kindermädchen war wegen seiner Unförmigkeit und wie sehr es darunter litt, dass der Freund es verlassen hatte, dass es sich nicht mehr unter Menschen traute etc. Das kleine Mädchen zeigte nun auch tiefe Betroffenheit, die ich unterstützte: Meine Güte, was haben wir da angerichtet. Das war ja nicht unsere Absicht, das Kindermädchen unglücklich zu machen. Wir wollten ihm doch nur nahebringen, wie es ist, hilflos und passiv eingesperrt zu sein und bloß noch Süßigkeiten als einzige Freude zu haben. Dem kleinen Mädchen, meiner Patientin, war nun klar: Das Kindermädchen musste dringend abnehmen, wieder normal essen, wieder einen Freund finden und wieder ein normales Leben führen. Aber wie? Ich glaube, wir haben fast alle Möglichkeiten besprochen, welche die Verhaltenstherapie für Fettsüchtige anzubieten hat – natürlich in einer Form, die ein etwa fünfjähriges Mädchen versteht. Das Kindermädchen entwickelte nämlich all die Widerstände einer Person, die sich daran gewöhnt hat, vor allem Süßes zu essen. Aber das kleine Mädchen hatte auch eine sehr große Motivation aus seinem Mitgefühl heraus und vermutlich auch wegen seines schlechten Gewissens. Etwa zwei Drittel der 35 Behandlungsstunden beschäftigten wir uns in dieser dritten Phase der Therapie mit dem Versuch, das Kindermädchen effektiv zu behandeln und fanden trotzdem leider keine Möglichkeit, es zum Abnehmen zu bringen, ohne dass es sein Essverhalten ändern würde. Es war klar, dass es vor allem wieder »normal« essen musste.

So schwierig die Behandlung des Kindermädchens war, so einfach verlief sie bei der Studentin: Ohne dass wir je direkt darüber gesprochen hätten, war sie während der »Behandlung des Kindermädchens« normalgewichtig geworden, hatte ihren »Babyspeck« verloren und ansonsten wesentliche Dinge in ihrem Leben verändert: Sie hatte Kontakt zu Kommilitoninnen aufgenommen und ging nicht immer gleich nach der Uni nach Hause. Sie heizte ihr Zimmer, aß in der Mensa oder kochte sich etwas, lud Mitstudierende zum Essen ein und ließ sich einladen. Ein halbes Jahr später bekam ich von ihr einen Brief aus Griechenland, wo sie mit ihrem Freund Urlaub machte, den sie nach Ende der Therapie kennengelernt hatte.

Diese Patientin war offenbar hochhypnotisierbar. Sie änderte aber auch ihr Tranceverhalten ganz erheblich: Im ersten Abschnitt der Behandlung, als sie in Trance noch in ihrem Kinderzimmer eingeschlossen war, war sie unresponsiv, langsam und passiv, ähnlich wie in unseren Sitzungen vor und nach den Trancephasen. Ihr Tranceverhalten änderte sich zunehmend, als wir das Kindermädchen eingesperrt und gemeinsam etwas unternommen hatten. Nun wurde sie auch in Trance mehr und mehr aktiv und kommunikativ.

Diese Änderung in Interaktion und Kommunikation zeigte sich bald auch außerhalb der Hypnose: Vor und nach jeder Tranceeinheit erhielt ich nun nebenbei all jene Informationen, die sie mir in der Explorationsphase zu Beginn nicht geben konnte oder wollte. In ihrem aktuellen Leben als Studentin hatte sie offenbar ihre Erfahrungen aus der Kindheit reinszeniert: Sie hatte keinerlei soziale Kontakte, noch nie einen Freund und lebte völlig zurückgezogen. In Seminaren und Vorlesungen setzte sie sich weit weg von ihren Mitstudierenden und ging nach den Veranstaltungen sofort wieder nach Hause. Dort legte sie sich meist ins Bett und ernährte sich seit Jahren ausschließlich von Schokolade, Kuchen, Torten und anderen Süßigkeiten. Zudem war sie extrem sparsam, ohne das jedoch so zu empfinden; sie hatte sich z. B. abgewöhnt, ihr Zimmer im Winter zu heizen, weil sie damit Geld sparte und es im Bett ja warm hatte. Dort erledigte sie auch ihre Arbeiten als Studentin. Das Bett war ihr wichtigster Lebensraum. In Begriffen ausgedrückt, die wir oben schon verwandt haben, war ihr Leben geprägt von extremer sensorischer Deprivation und motorischer Restriktion, den beiden Grundbedingungen für die Entwicklung eines Trancezustandes – in ihrem Fall des Zustands einer »pathologischen Alltagstrance«. Analog zu ihrem Bett befand sie sich gut abgeschottet in ihrer »Echokammer« und in beiden fand keinerlei soziale Kommunikation und Interaktion statt. Süßigkeiten waren zum ausschließlichen Verstärker bzw. zu einem effektiven Antidepressivum geworden (damals gab es noch keine SSRIs). Mit diesen Informationen konnte ich im Nachhinein ihre anfängliche passiv-depressive Haltung und ihren extrem reduzierten verbalen Output gut verstehen.

Die Sitzungen verliefen fast alle nach folgendem zeitlichen Muster: Sie kam und wir wechselten ein paar Worte, anfangs, wie gesagt, nur wenige über Belangloses wie das Wetter, in der eben geschilderten zweiten Phase mehr und mehr über Persönliches. Dann ging sie auf einen kurzen Hinweis hin in Trance – »So, nun machen Sie es sich bequem. Ihre Augen schließen sich und Sie können nun alles Weitere Ihrem Unbewussten überlassen...« Hier kam es regelmäßig zu der Altersregression, in der wir gemeinsam ihre Deprivationserfahrungen als kleines Mädchen rekonstruierten. Rechtzeitig vor Ende der Sitzung bat ich sie zurückzukommen, half ihr bei der Reorientierung: »Strecken und dehnen, tief einatmen und Augen auf!« Übergangslos kam ich dann auf die Themen vom Stundenanfang zu sprechen. Da sie von sich aus keinerlei Anstalten dazu machte, haben wir außerhalb der Trance nie über die Erlebnisse in Trance gesprochen. Es war unsere stillschweigende Übereinkunft, dass wir beide Ebenen strikt trennten; das entspricht dem impliziten Angebot einer natürlichen Amnesie (Erickson 1965/1997; Erickson und Rossi 1974/1997; Peter 2015d). Dieses Muster änderte sich erst gegen Ende der Behandlung, als die Trancephasen kürzer und die normalen Gespräche länger wurden und wir dabei auch mehr und mehr über die Zusammenhänge zwischen ihren Erfahrungen als Kind und heute als erwachsene Frau reflektierten. Ich hatte ihr, weder als kleinem Mädchen noch als erwachsener Patientin, keinerlei Anweisungen zu Verhaltensänderungen gegeben, keine direkte Hausaufgabe noch irgendeine posthypnotische Suggestion. All dies fand in der alternativen Wirklichkeit der hypnotischen Altersregression stellvertretend an dem Kindermädchen statt, wobei meine Patientin aktive Co-Therapeutin war.

Dies ist ein Beispiel für Stellvertretertechniken (Meiss 2015c), ebenso für die Grundidee einer »Neukonstruktion der Vergangenheit« in hypnotischer Altersregression (Peter 2015a), wie sie schon am Fallbeispiel von »Marie« von Janet (1889, S. 436ff) oder von Erickson im »Februarmann« (Erickson und Rossi 1991) beschrieben wurden und heute in der Verhaltenstherapie als »imaginatives Überschreiben« wieder gelehrt und erforscht wird (Raabe et al. 2015). Es wäre zu überprüfen, ob hypnotische Trance einen Einfluss auf die Effektivität des Imagery Rescripting hat, ähnlich wie es Kirsch et al. (1995) allgemein für kognitive Verhaltenstherapie beschrieben haben.

# 7 Hauptanwendungsgebiete

Hypnose wurde in ihrer 240-jährigen Geschichte bei fast allen Störungsbildern irgendwann einmal angewandt. Elkins' (2017a) *Handbook of Medical and Psychological Hypnosis* enthält 33 Kapitel zu medizinischen Anwendungen, von Asthma über Schmerzen bis Warzen, und 21 Kapitel zu psychologischen Anwendungen, von Abhängigkeiten über Depression bis Stress Management. Das *Manual für die Praxis: Hypnose in Psychotherapie, Psychosomatik und Medizin* von Revenstorf und Peter (2015a) deckt in 39 Kapiteln ebenfalls das weite Spektrum der Anwendungsgebiete ab, von Verhaltensstörungen über Neurosen, Psychosomatik, Schmerz bis zur Somatik bei Erwachsenen sowie bei Kindern und Jugendlichen. So lässt sich die Frage der Anwendung besser beantworten, wenn angeführt wird, auf welchen Gebieten Hypnose nicht oder nur wenig angewandt wurde. Auffallend ist beispielsweise, dass – mit wenigen Ausnahmen wie z. B. Yapko (1992) – lange Zeit kaum Anwendungen bei Depressionen beschrieben wurden und (fast) keine für Zwänge. Das hat sich geändert: Neben der schon abgeschlossenen (Alladin und Alibhai 2007) läuft seit 2016 in Tübingen eine weitere RCT-Studie »Hypnotherapeutische Depressionstherapie« im Vergleich zu einem kognitiv-verhaltenstherapeutischen Standardprogramm. Ein erstes ausführliches Kapitel über Hypnotherapie bei Zwangspatienten liegt inzwischen auch vor (Hilse 2015). Nur wenige anwendungsbezogene Veröffentlichungen gibt es für schwere Traumafolgestörungen wie z. B. Dissoziative Identitätsstörungen (Van der Hart et al. 1995; Van der Hart 2015) oder für Frühe und Borderline-Störungen (Zindel 2015a), wobei auch immer eine mögliche Kontraindikation (Revenstorf und Peter 2015b) bedacht werden muss, ebenso natürlich bei Psychosen (Walter 2015).

# 8 Settings

In der Geschichte der Hypnose finden sich Beispiele für fast alle denkbaren Settings: Hetero- und Autohypnose, Einzel- und Gruppenanwendungen. Mesmer begann 1774 in Wien bei der Jungfer Österlin und 1777 bei der blinden Pianistin Paradis mit Einzelbehandlungen, führte ab 1778 in Paris aber fast nur noch Gruppenbehandlungen durch; hierfür hatte er sein berühmtes »Baquet« gebaut, einen speziell konstruierten Holzzuber, der als Akkumulator für die Energie des animalischen Magnetismus dienen sollte. Auch in der Folgezeit hing es nicht so sehr von speziellen Indikationen, sondern vom Praxisumfang ab, ob für wenige Patienten Einzel- oder bei massenhaftem Zulauf Gruppenanwendungen angeboten wurden. Gerade auch Einzeltherapie in bzw. vor der Gruppe findet man häufig beschrieben. Die wissenschaftlichen Kommissionen in Paris hatten 1784 zu Recht auf den in einem solchen Setting auftretenden Imitationseffekt und auf die dadurch erzeugte »Erregung der Einbildungskraft« hingewiesen. Autohypnotische Anwendungen allerdings werden erst seit James Braids Fixationstechniken ab Mitte des 19. Jahrhunderts beschrieben. Eine Reihe von einfachen »Hypnoscopen« und technisch teilweise komplexen Hypnotisiermaschinen zusammen mit gedruckten oder auf Platte gesprochenen Autosuggestionstexten wurden für die Eigenanwendung bis in die 1970er Jahre mit teilweise massivem Werbeaufwand angeboten (von Delhaes 2018); autohypnotische CDs befinden sich noch heute auf dem Markt.

Die heute übliche und professionelle Anwendung von Hypnotherapie geschieht in der Regel als heterohypnotische Einzelanwendung. Nur damit sind eine differenzielle Indikation sowie die Beachtung von Kontraindikationen möglich; und nur so ist die Herstellung eines individuellen Rapports gewährleistet.

# 9 Die therapeutische Beziehung (»hypnotischer Rapport«)

Wie im Eingangskapitel zur Geschichte beschrieben, haben Hypnose und Hypnotherapie eine lange Tradition; an ihr kann deshalb auch gut die theoretische und praktische Entwicklung der therapeutischen Beziehung studiert werden (Peter und Iost-Peter 2014), die traditionellerweise immer noch »hypnotischer Rapport« genannt wird. Der originale »magnetische Rapport« à la Mesmer war rein physikalisch gemeint: der Magnetiseur überträgt durch sog. Luftstriche knapp über der Körperoberfläche (sog. »passes«) das magnetische Fluidum. Mesmers Schüler Puységur (1797) hingegen verstand unter Rapport schon etwas anderes, nämlich die »Übertragung des Willens«. Er und seine Nachfolger haben ansatzweise die psychologischen Dimensionen des Rapports beschrieben, beispielsweise die Übersensibilität mancher somnambulen Patientinnen ihrem Magnetiseur gegenüber. Es folgten romantische Verklärungen des Rapports als »wunderbare Sympathie«, die man auch heute noch gelegentlich finden kann, beispielsweise in der Bezeichnung von Hypnose als einer »ganz besonderen therapeutischen Beziehung« (Zindel 2009a). Diese immer wieder hervorgehobene Besonderheit des hypnotischen Rapports ist unseres Wissens zwar durch keine vergleichenden Untersuchungen zu anderen therapeutischen Beziehungen belegt, theoretisch jedoch durchaus plausibel: Eine Tranceinduktion ist gekennzeichnet durch sensorische Deprivation und motorische Restriktion und soll zunächst die bewusste Autorschaft des Probanden bzw. Patienten reduzieren. Das alles begünstigt eine regressive Haltung und fördert die Neigung zu Übertragungen, die in der Hypnoseliteratur immer wieder beschrieben worden sind, beispielsweise durch Janet (1896/1991, S. 65). Chertok (2009) zufolge erwuchs Freud die Idee zum Konzept der Übertragung ebenfalls aus seiner Erfahrung mit Hypnose. Der Versuch von Ferenczi (1913/ 1970), das nun rein psychoanalytisch geprägte Konzept der Übertragung auch auf die Hypnose anzuwenden (»väterliche und mütterliche Hypnose«), fiel jedoch auf keinen fruchtbaren Boden, ebenso wenig die nachfolgenden Bemühungen der bekanntesten Vertreterin der Hypnoanalyse, Erika Fromm (1969). Deren Anliegen bestand hauptsächlich darin, die hypnotherapeutische Fachwelt für diese Themen der Übertragungs- und Gegenübertragungsprozesse zu sensibilisieren. Die Idee, dass Übertragung und Gegenübertragung auch für die Therapie utilisiert werden können, wurde erst 40 Jahre später explizit thematisiert, beispielsweise durch Mende (2009), Revenstorf (2009) sowie Revenstorf und Durian (2015).

Erickson waren die interindividuellen Aspekte des *Rapports*, also die wechselseitige Achtsamkeit und Rezeptivität zwischen Patient und Hypnotherapeut, wichtiger als die Herstellung eines tiefen Trancezustandes (▶ Kap. 3.1.3). In einem großen Teil seiner klinischen Arbeit (Rossi 1995-98) beschäftigte er sich damit, darzulegen, wie man die Eigenheiten des Patienten nutzen kann, um seine situative Suggestibilität zu fördern. Diese Haltung hatte er offenbar sehr früh eingenommen, denn er beschreibt schon 1964 den Disput, den er mit seinem Universitätslehrer Clark L. Hull hatte über die Frage, ob die Anwendung standardisierter Hypnoseinduktionen sinnvoll sei, weil diese die Individualität der Probanden (und Patienten) nicht berücksichtigen würden.

Ein großer Teil der Fortbildungsseminare in Hypnotherapie beschäftigt sich deshalb mit Kommunikationsmustern, welche seit den 1970er Jahren als Ericksonianische Hypnose bekannt sind (Bandler und Grinder 1975; Erickson et al. 1976). Eines der einfachen Mittel beispielsweise, mit dem sich ein Hypnotherapeut zur Tranceinduktion auf seinen Patienten einstellen, d. h. ihm in seinen Besonderheiten folgen kann (»pacing«), ist die Beachtung des Atems und das Sprechen im Atemrhythmus des Patienten. Ein »unfokussierter« Blick ist hierfür hilfreich. Ebenfalls sollten sprachliche Besonderheiten des Patienten berücksichtigt werden wie z. B. seine bevorzugten Sinnesmodalitäten (Patient/Visuell: »ich *sehe* keine Perspektive mehr«, Therapeut/Im gleichen Modus: »Ihre Zukunft *erscheint* ihnen düster?«; oder Patient/Ki-

# 9 Die therapeutische Beziehung (»hypnotischer Rapport«)

nästhetisch: »ich *versinke* in Problemen«, Therapeut/Im gleichen Modus: »Sie *stecken* fest, es *geht* nicht weiter«). Nominalisierungen, Beiläufigkeiten, Implikationen, Doppeldeutigkeiten, Generalisierungen oder die Einstreutechnik mit analoger Markierung sind andere Beispiele dieser indirekten Form von Tranceinduktionen, die es Patienten erleichtern, ihren persönlichen Weg in die Hypnose zu finden, auch wenn sie (mit standardisierten Tests gemessen) nur mittelsuggestibel sind.

Die Besonderheiten der hypnotischen Interaktion beziehen sich aber nicht nur auf sprachliche Wendungen. Dazu gehören auch die Berücksichtigung von Interessen, Werten und Bedürfnissen sowie die Charakterstruktur des Patienten. Diese Aspekte wurden in den Kapiteln 4.2 bis 4.4 ausführlich beschrieben und müssen hier nicht wiederholt werden. Generell geht es darum, das »Chamäleon-Prinzip« soweit umzusetzen, wie es ethisch vertretbar und vom Therapeuten authentisch realisierbar ist.

# 10 Wissenschaftliche und klinische Evidenz

Die immer noch aktuelle Meta-Analyse zur Wirksamkeit von Hypnose von Flammer und Bongartz (2003) – eine Fortführung der im Jahr zuvor auf Deutsch erschienenen (Bongartz et al. 2002) Meta-Analyse – berücksichtigte 57 RCTs (randomized controlled trials), in denen die klinische Anwendung von Hypnose mit jeweils unbehandelten bzw. TAU (treatment as usual) Kontrollgruppen verglichen wurde, und ergab global eine gute Effektstärke von d = 0.56. Etwa drei Viertel der 57 Studien aus den Jahren 1973 bis 2002 bezogen sich auf die Anwendung von Hypnose bei somatischen Beschwerden oder als Adjunkt zu medizinischen Behandlungen. Bei Angststörungen lagen nur Studien zur Prüfungsängstlichkeit mit einer Effektstärke von d = 0.69 vor, für Raucherentwöhnung nur sieben Studien mit einer Effektstärke von d = 0.59. RCT-Studien zu affektiven und Zwangsstörungen fehlten damals noch. Das Übergewicht an Studien zur Anwendung von Hypnose in medizinischen Kontexten setzt sich bis heute fort: So ist die Wirkung von Hypnose zur Schmerzkontrolle meta-analytisch gut belegt (Montgomery et al. 2000; Adachi et al. 2014; Milling 2014); ebenfalls die positiven Effekte zur Reduktion von Stress, Angst, Schmerz und Medikamentenverbrauch bei chirurgischen und anderen aversiven medizinischen Eingriffen (Tefikow et al. 2013a; Tefikow et al. 2013b), die sich auch postoperativ noch deutlich zeigten (Kekecs et al. 2014).

Gut nachgewiesen ist die Wirkung von Hypnose bei therapierefraktärem Reizdarmsyndrom (Schäfert et al. 2014) oder beim Fibromyalgiesyndrom (Zech et al. 2016) – um nur einige der diversen medizinischen Anwendungsgebiete zu nennen, die Hansen und Ebell (2010) in einem Themenheft der Zeitschrift *Hypnose-ZHH* ausführlich dargestellt haben. Seit 2013 erscheinen dort auch die jährlichen Reviews zur Wirksamkeit von klinischer Hypnose und Hypnotherapie von Maria Hagl (Hagl 2013, 2014, 2015, 2016), welche auch die gleich zu besprechenden psychotherapeutischen Anwendungsbereiche beinhalten. Ganz allgemein kann man Hypnose in ihrem Einsatz auf medizinischem Gebiet demnach als gut wirksam und gut belegt ansehen. Diese Datenlage veranlasste 2006 den Wissenschaftlichen Beirat Psychotherapie der Bundesrepublik Deutschland (WBP) – aufgrund einer von der Milton Erickson Gesellschaft für klinische Hypnose (M.E.G.) in Auftrag gegebenen Expertise (Revenstorf 2006) –, der Hypnotherapie für die ICD-Diagnosegruppen F54 (Psychische oder Verhaltensfaktoren bei anderenorts klassifizierten Krankheiten) sowie F1 und F55 (Abhängigkeiten und Missbrauch) die wissenschaftliche Anerkennung auszusprechen, was impliziert, dass die indikationsspezifische Anwendung von Hypnotherapie im Rahmen anerkannter Psychotherapieverfahren wie der Verhaltenstherapie auch durch Krankenkassen finanziert wird.

Nicht so umfangreich, aber ähnlich gut ist die Datenlage hinsichtlich jener F-Diagnosegruppen, die den Großteil psychotherapeutischer Behandlungen ausmachen. Eine erste Meta-Analyse über 21 RCT-Studien zur Behandlung von *psychosomatischen Störungen* von Flammer und Alladin (2007) kommt zu einer gewichteten Effektstärke von d = 0.61. In einer nachfolgenden, für die M.E.G. erstellten Meta-Analyse berichtet Flammer (2011) für 44 Psychosomatik-Studien (über 1695 Patienten) ein d = 0.84. (Die wesentlichen Aussagen dieser umfangreichen Meta-Analyse von Flammer werden in Revenstorf 2017 berichtet.) Die WBP-Anerkennung für *Angststörungen* wurde nur deshalb verfehlt, weil die meisten dieser Studien sich auf prüfungsängstliche Studierende bezogen und so das Kriterium der klinischen Praxisrelevanz verfehlten. In einer Meta-Analyse von acht Angst-Studien (Flammer 2006), bei der die Wirkung von Hypnose mit einem Aufmerksamkeitsplacebo verglichen wurde, ergaben sich mittlere Effektstärken von d = 0.66; weiterer acht RCTs mit einer Wartekontrollgruppe erbrachten eine Effektstärke von d = 1.02. Für posttraumatische und akute Belastungsstörungen liegen bislang nur zwei kontrollierte Studien vor, die eine leichte Überlegenheit von Hypnose gegenüber psychodynamischer (Brom et al. 1989) bzw. kognitiver Verhaltenstherapie (KVT) (Bryant et al. 2005) nachwiesen. Für *affektive Störungen* gibt es bislang nur eine einzige Studie, die RCT-Standards erfüllt: Alladin und Alibhai (2007) verglichen die Kombination von Hypnose und KVT mit KVT allein und fanden, dass Kognitive Hypnotherapie der KVT leicht überlegen war. In einer inzwischen schon älteren Meta-Analyse zur Wirkung von Hypnotherapie bei *Essstörungen* wiesen Kirsch et al. (1995) sowie Kirsch (1996) nach, dass sich die Effektstärke fast verdoppelt, wenn Hypnose zusätzlich zu behavioralen Gewichtsreduktionsprogrammen angewandt wird. Die Ergebnisse der z. Z. laufenden Tübinger RCT-Studie zum Vergleich von Hypnotherapie und Verhaltenstherapie bei depressiven Erkrankungen werden erst im Verlauf des Jahres 2018 vorliegen (Batra und Fuhr 2017).

Kontrovers wurde bis vor kurzem die Datenlage hinsichtlich *Substanzabhängigkeit* beurteilt, insbesondere was den Wert von Hypnose zur Raucherentwöhnung betrifft: In einer Cochran-Studie (Barnes et al., 2010) wurde Hypnose noch als unwirksam dargestellt, der WBP (2006) hingegen hat in Deutschland Hypnotherapie für Raucherentwöhnung (und Methadonentzug) wissenschaftlich anerkannt (vgl. auch Schweizer und Revenstorf 2008).

# 11   Institutionelle Verankerung

1955 wurde von HJ Schultz auf den Lindauer Psychotherapiewochen eine Arbeitsgemeinschaft gegründet, die sich später als »Deutsche Gesellschaft für ärztliche Hypnose und autogenes Training« formierte. Als »Suggestivhypnose« fand diese traditionelle Technik »ärztliche Hypnose«, für welche diese Gesellschaft als Repräsentant damals stand, Eingang in die Gebührenordnungen für Ärzte (GOÄ 845 bzw. EBM 35120), allerding zu einem so geringen Vergütungssatz, dass sie in der Praxis kaum Anwendung fand. In Österreich ist seit 1994 eine umfangreiche tiefenpsychologisch ausgerichtete Ausbildung »Hypnosepsychotherapie« staatlich anerkannt. Die in diesem Buch vorgestellte Hypnotherapie besitzt in Österreich, Deutschland und der Schweiz noch keine eigene sozialrechtliche Anerkennung, sondern wird in diesen Ländern im Rahmen anderer Therapieverfahren angewandt und in Form von Fort- oder Weiterbildungen gelehrt.

Moderne Hypnotherapie geht auf den amerikanischen Psychiater Milton H. Erickson zurück. Sie wurde Mitte der 1970er Jahre bekannt und seit Gründung der Milton Erickson Gesellschaft für klinische Hypnose (M.E.G.) 1978 weiterentwickelt. Heute gibt es in den drei deutschsprachigen Ländern neun professionelle Fachgesellschaften, die Hypnose in Wissenschaft und Forschung unterstützen sowie Psychologen, Ärzte und Zahnärzte in Hypnotherapie, medizinischer und zahnmedizinischer Hypnose fortbilden. Auf europäischer und internationaler Ebene sind diese Gesellschaften als Mitglieder der European Society of Hypnosis (ESH) und der International Society of Hypnosis (ISH) vernetzt und verpflichten sich deren ethischen Richtlinien.

# 12 Informationen zu Fort- und Weiterbildung

Informationen über und den Zugang zu einer dieser professionellen Hypnose-Gesellschaften in Deutschland, Österreich und der Schweiz und ihren Fortbildungsangeboten findet man am einfachsten über den Link:

www.Hypnose.de

Die Fortbildungsangebote dieser professionellen Gesellschaften sind jeweils auf ihre Mitglieder (psychologische oder ärztliche Psychotherapeuten, Zahnärzte oder Mediziner verschiedener Fachrichtungen sowie Personen aus helfenden Berufen) und der Psychotherapiegesetzgebung in den einzelnen Ländern zugeschnitten und unterscheiden sich z. T. erheblich. Repräsentativ soll deshalb hier das Angebot der M.E.G. dargestellt werden.

Voraussetzung für die Teilnahme am M.E.G.-Curriculum *Klinische Hypnose/Hypnotherapie* ist ein abgeschlossenes Hochschulstudium (Master oder Diplom), das gemäß den aktuellen gesetzlichen Regelungen in der BRD zu einer Approbationsausbildung als Psychologischer Psychotherapeut oder Psychotherapeut für Kinder- und Jugendliche befähigt oder ein abgeschlossenes Studium der Humanmedizin oder ein gegenwärtig laufendes, fortgeschrittenes Studium dieser beiden Hochschulstudiengänge.

Das Curriculum *Klinische Hypnose/Hypnotherapie* besteht aus 8 Grundkursen, 4 Anwendungskursen (C-Seminaren) und 50 Stunden Supervision.

Daneben bietet die M.E.G. auch eine Fortbildung *Hypnotherapeutische und systemische Konzepte für die Arbeit mit Kindern und Jugendlichen* an. Sie richtet sich, ohne die eben genannten strikten Zugangsvoraussetzungen, allgemein an Angehörige klinisch-psychotherapeutischer Berufe für diesen Tätigkeitsbereich. Diese Fachkräfte sollen besser in der Lage sein, Bedürfnisse und Ressourcen ihrer Klienten zu erkennen, individuelle und entwicklungsrelevante Interventionen zu planen und diese in die natürlichen Entwicklungsmöglichkeiten von Kindern und Jugendlichen zu integrieren. Das Curriculum dieser Fortbildung umfasst eine Grundausbildung mit 6 Seminaren und 4 ergänzenden C-Seminaren zu speziellen Arbeitsfeldern sowie 40 Stunden Supervision.

Das Curriculum *Hypnosystemische Kommunikation nach Milton H. Erickson* richtet sich an Angehörige pädagogischer, psychosozialer oder (zahn-)medizinischer Berufe, die außerhalb von Psychotherapie nachweislich Menschen betreuen, beraten oder coachen und eine entsprechend fundierte Ausbildung, aber kein Studium der Psychologie oder Medizin nachweisen können.

Schließlich gibt es noch das Curriculum *Medizinische Hypnose*, das sich an approbierte Ärzte sowie an Psychologen (mit Diplom- oder Master-Abschluss) wendet, die ihre hypnotherapeutischen Kenntnisse nicht im Rahmen von Psychotherapie, sondern vor allem in der somatischen Medizin anwenden wollen.

In den psychotherapierelevanten Ausbildungsordnungen für Ärzte in Deutschland findet sich auch die Option, zwei zweitägige Hypnoseseminare im Abstand von 6 Monaten zu absolvieren. Um dieser Formalie Genüge zu tun, wählen einige ärztliche Kollegen zwei passende Seminare aus, deren Leiter die Lehrbefugnis der Landesärztekammern besitzen. Diejenigen jedoch, die sich ernsthaft für die professionelle Anwendung von hypnotischer Trance und hypnotischen Phänomenen in der Psychotherapie interessieren, durchlaufen dann das gesamte Fortbildungscurriculum *Klinische Hypnose/Hypnotherapie*.

Über die Seriosität der vielen auf dem »freien Markt« angebotenen Hypnose-Seminare, zu denen jedermann Zugang hat, können wir keine Aussage machen.

Seit 1984 erscheint eine wissenschaftliche Hypnosezeitschrift (bis 2014 *Hypnose und Kognition*, seit 2015 *Hypnose-ZHH*), die von 5000 Mitgliedern der professionellen deutschsprachigen Hypnosegesellschaften abonniert wird. *Hypnose-ZHH* ist die auflagenstärkste Hypnosezeitschrift weltweit. Über 600 Fachartikel, die in *Hypnose-*

ZHH und in *Hypnose und Kognition* seit 1984 veröffentlicht wurden, sind frei zugänglich unter:

www.MEG-Stiftung.de

# Literatur

Achterberg J (1996) Rituale der Heilung. Die Kraft von Phantasiebildern im Gesundheitsprozeß. München: Goldmann.

Adachi T, Fujino H, Nakae A, Mashimo T, Sasaki J (2014) A Meta-Analysis of Hypnosis for Chronic Pain Problems: A Comparison Between Hypnosis, Standard Care, and Other Psychological Interventions. International Journal of Clinical and Experimental Hypnosis 62(1):1-28.

Alladin A, Alibhai A (2007) Cognitive hypnotherapy for depression: An empirical investigation. International Journal of Clinical and Experimental Hypnosis 55(2):147-166.

Arbeitskreis-OPD (2009) Operationalisierte Psychodynamische Diagnostik OPD-2. Das Manual für Diagnostik und Therapieplanung. Bern: Hans Huber.

Bailly JS (2000) Exposé zu den Erfahrungen, die zur Untersuchung des animalischen Magnetismus gesammelt worden sind. Hypnose und Kognition 17(1+2):107-114 [1784].

Bandler R, Grinder J (1975) Patterns of the hypnotic techniques of Milton H. Erickson, Vol I. Cupertino, Cal.: Meta Publications.

Banyai EI (2002) Hypnosis and mainstream psychology. In: Peter B, Bongartz W, Revenstorf D, Butollo W (Hrsg.) Munich 2000 The 15th international congress of hypnosis. München: http://www.MEG-Stiftung.de, S. 1-14.

Banyai EI, Gösi-Greguss AC, Vago P, Varga K, Horvath R (1990) Interactional approach to the understanding of hypnosis: Theoretical background and main findings. In: Van Dyck R, Spinhoven P, Van der Does AJW, Van Rood YR, De Moor W (Hrsg.) Hypnosis: Current theory, research and practice. Amsterdam: 1990, S. 53-69.

Banyai EI, Hilgard ER (1976) A comparison of active-alert hypnotic induction with traditional relaxation induction. Journal of Abnormal Psychology 85:218-224.

Barber TX (1958) The concept of hypnosis. Journal of Psychology 45:115-131.

Barber TX (2000) A deeper understanding of hypnosis: Its secrets, its nature, its essence. American Journal of Clinical Hypnosis 42(3-4):208-272.

Barber TX, Calverley DS (1962) »Hypnotic behavior« as a function of task motivation. Journal of Psychology 54:363-389.

Barber TX, Calverley DS (1963) The relative effectiveness of task-motivating instructions and trance-induction procedures in the production of »hypnotic-like« behavior. Journal of Nervous and Mental Disease 137:107-116.

Barber TX, Calverley DS (1968) Toward a theory of »hypnotic« behavior: Replication and extension of experiments by Barber and co-workers (1962-1965) and Hilgard and Tart (1966). International Journal of Clinical and Experimental Hypnosis 16(3):179-195.

Barber TX, Glass LB (1962) Significant factors in hypnotic behavior. Journal of Abnormal and Social Psychology 64(222-228).

Barnier AJ, Cox RE, Connors M, Langdon R, Coltheart M (2011) A stranger in the looking glass: Developing and challenging a hypnotic mirrored-self misidentification delusion. International Journal of Clinical and Experimental Hypnosis 59(1):1-26.

Barnier AJ, McConkey KM (1992) Reports of real and false memories: the relevance of hypnosis, hypnotizability, and context of memory test. Journal of Abnormal Psychology 101(3):521-527.

Barrett D (1996) Fantasizers and dissociaters: Two types of high hypnotizables, two different imagery styles. In: Kunzendorf RG, Spanos NP, Benjamin W (Hrsg.) Hypnosis and imagination. Amityville, NY: Baywood Publ. Co, S. 123-135.

Batra A, Fuhr K (2017) Die therapeutische Vielfalt der Depressionsbehandlung. Welchen Beitrag liefert die Psychotherapie? Hypnose-ZHH 12(1+2):51-61.

Bernheim H (1985) Die Suggestion und ihre Heilwirkung (übers. von Sigmund Freud). Tübingen: Edition Diskord (fotomechanischer Nachdruck) [1888].

Bernheim H (1917) Automatisme et suggestion. Paris: Alcan.

Blakemore SJ, Oakley DA, Frith CD (2003) Delusions of alien control in the normal brain. Neuropsychologia 41(8):1058–1067.

Blanke O, Metzinger T (2009) Full-body illusions and minimal phenomenal selfhood. Trends in Cognitive Sciences 13(1):7-13.

Bloch-Szentagothai K (2015) Hypnose in Notfallsituationen. In: Revenstorf D, Peter B (Hrsg.) Hypnose in Psychotherapie, Psychosomatik und Medizin. Ein Manual für die Praxis. Heidelberg: Springer, S. 619-622.

Bongartz B, Bongartz W (2015) Stellvertretertechnik. In: Revenstorf D, Peter B (Hrsg.) Hypnose in Psychotherapie, Psychosomatik und Medizin. Ein Manual für die Praxis. Heidelberg: Springer, S. 265-272.

Bongartz W, Bongartz B (2000) Hypnosetherapie. Göttingen: Hogrefe.

Bongartz W, Flammer E, Schwonke R (2002) Die Effektivität der Hypnotherapie: Eine meta-analytische Studie. Psychotherapeut 47(2):67-76.

Bowers KS (1989) Das Neo-Dissoziationsmodell und das sozialpsychologische Modell der Hypnose. Hypnose und Kognition 6(2):23-32.

Braffman W, Kirsch I (1999) Imaginative suggestibility and hypnotizability: An empirical analysis. Journal of Personality and Social Psychology 77:578-587.

Braid J (1843) Neurypnology; or, the rational of nervous sleep, considered in relation with animal magnetism. London and Edinburgh: Churchill and Black.

Brodmann K (1898) Zur Methodik der hypnotischen Behandlung. Zeitschrift für Hypnotismus 7:1-35, 228-246, 266-284.

Brom D, Kleber RJ, Defares PB (1989) Brief psychotherapy for posttraumatic stress disorders. Journal of Consulting and Clinical Psychology 57(5):607-612.

Bryant R, Moulds M, Guthrie R, Nixon R (2005) The additive benefit of hypnosis and cognitive-behavioral therapy in treating acute stress disorder. Journal of Counseling and Clinical Psychology 73(2):334-340.

Bryant RA, Hung L (2013) Oxytocin enhances social persuasion during hypnosis. PLoS One 8(4):doi:10.1371/journal.pone.0060711.

Butollo W (1997) Traumatherapie. Die Bewältigung schwerer posttraumatischer Störungen. München: CIP-Medien.

Carus CG (1846) Psyche. Zur Entwicklungsgeschichte der Seele. Pforzheim: Flammer und Hoffmann.

Cheek DB (1962) Ideomotor Questioning for investigation of subconscious »Pain« and target organ vulnerability. American Journal of Clinical Hypnosis 5(1):30-41.

Cheek DB (1994) Hypnosis. The applicaton of ideomotor techniques. Boston: Allyn and Bacon.

Chertok L (2009) Die Entdeckung der Übertragung. Annäherung an eine epistemologische Interpretation. Hypnose-ZHH 4(1+2):79-106.

Cojan Y, Waber L, Schwarz S, Rossier L, Forster A, Vulleumier P (2009) The brain under self-control: Modulation of inhibitory and monitoring cortical networks during hypnotic paralysis. Neuron 62:862-875.

Connors MH (2015) Hypnosis and belief: A review of hypnotic delusions. Consciousness and Cognition 36:27-43.

Connors MH, Barnier AJ, Langdon R, Cox RE, Polito V, Coltheart M (2014) Delusions in the hypnosis laboratory: Modeling different pathways to mirrored-self misidentification. Psychology of Consciousness: Theory, Research, and Practice 1(2):184-198.

Cordi MJ, Hirsiger S, Mérillat S, Rasch B (2015) Hypnotherapeutische Suggestionen vertiefen den Schlaf und verbessern die Kognition bei älteren Erwachsenen: Eine EEG-Studie im Schlaflabor. Hypnose-ZHH 10(1+2):81-94.

Crawford HJ, Horton JE, Lichtenberg P (2004) Die Neurowissenschaft der Hypnose: Der Einfluss von genetischen, neuroanatomischen und Informationsgeschwindigkeitsfaktoren auf die hypnotische Antwortbereitschaft. Hypnose und Kognition 21(1+2):93-117.

Csako R, Mészáros I (2002) Altered-state experiences during relaxation: do they depend on hypnotic susceptibility. In: Peter B, Bongartz W, Revenstorf

D, Butollo W (Hrsg.) Munich 2000 The 15th international congress of hypnosis. München: http://www.MEG-Stiftung.de, S. 137-144.

Dahlke R (2000) Krankheit als Symbol. München: Bertelsmann.

De Lange FP, Roelfs K, Toni I (2007) Increased self-monitoring during imagined movements in conversion paralysis. Neuropsychologia 45:2051-2058.

Deeley Q, Oakley DA, Toon B, Giampietro V, Brammer M, Williams SCR, Halligan PW (2012) Modulating the default mode network using hypnosis. International Journal of Clinical and Experimental Hypnosis 60(2):206-228.

Deeley Q, Walsh E, Oakley DA, Bell V, Koppel C, Mehta MA, Halligan PW (2013) Using hypnotic suggestion to model loss of control and awareness of movements: An exploratory fMRI Study. PLoS ONE 8(10: e78324):1-11 (doi: 10.1371/journal.pone.0078324).

Dell PF (2017) Is high hypnotizability a necessary diathesis for pathological dissociation? Journal of Trauma & Dissociation 18(1):58-87.

Demertzi A, Whitfield-Gabrieli S (2016) Intrinsic Brain Activity and Consciousness. In: The Neurology of Conciousness. San Diego: Academic Press, S. 95-105.

Derbyshire SW, Whalley MG, Stenger VA, Oakley DA (2004) Cerebral activation during hypnotically induced and imagined pain. NeuroImage 23:392–401.

Derbyshire SWG, et al. (2008) Fibromyalgia pain and its modulation by hypnotic and non-hypnotic suggestion: an FMRI analysis. European Journal of Pain DOI:10.1016/j.ejpain.2008.06.010.

Diamond SG, Davis OC, Howe RD (2008) Heart-rate variability as a quantitative measure of hypnotic depth. International Journal of Clinical and Experimental Hypnosis 56(1):1-18.

Dienes Z (2012) Is hypnotic responding the strategic relinquishment of metacognition? In: Beran M, Brandl JL, Perner J, Proust J (Hrsg.) The Foundations of Metacogntion. Oxford: Oxford University Press, S. 267-278.

Dienes Z, Hutton S (2013) Understanding hypnosis metacognitively: rTMS application to left DLPFC increases hypnotic suggestibility. Cortex 49 (2):386-392.

Dietrich A (2003) Functional neuroanatomy of altered states of consciousness: the transient hypofrontality hypothesis. Conscious and Cognition 12 (2):231–256.

Dixon ML, Andrews-Hanna JR, Spreng RN, Irving ZC, Mills C, Girn M, Christoff K (2017) Interactions between the default network and dorsal attention network vary across default subsystems, time, and cognitive states. NeuroImage 147:632-649.

Ehlers A (1999) Posttraumatische Belastungsstörung. Göttingen: Hogrefe.

Elkins GR (2017a) Handbook of medical and clinical hypnosis. Foundations, applications and professional issues. In: New York: Springer.

Elkins GR (2017b) Hypnotic relaxation therapy. In: Elkins GR (Hrsg.) Handbook of medical and clinical hypnosis. Foundations, applications and professional issues. New York: Springer, S. 83-97.

Ellenberger HF (1985) Die Entdeckung des Unbewußten: Geschichte und Entwicklung der dynamischen Psychiatrie von ihren Anfängen bis zu Janet, Freud, Adler und Jung. Zürich: Diogenes.

Ellis A (1987) Angst vor der Angst: Die Verwendung von Hypnose mit Rational-Emotiver Therapie. Hypnose und Kognition 4(1):64-71.

Erickson MH (1997) Studie einer hypnotisch induzierten experimentellen Neurose im Falle einer Ejaculatio praecox. In: Rossi EL (ed) Gesammelte Schriften von Milton H. Erickson. Heidelberg: Carl Auer, S. 400-420 [1935].

Erickson MH (1995) Tiefe Hypnose und ihre Induktion. In: Rossi EL (ed) Gesammelte Schriften von Milton H. Erickson. Heidelberg: Carl Auer, S. 204-244 [1952].

Erickson MH (1995) Historische Anmerkungen zur Handlevitation und anderen ideomotorischen Techniken. In: Rossi EL (ed) Gesammelte Schriften von Milton H. Erickson. Heidelberg: Carl Auer, S. 198-203 [1961].

Erickson MH (1995) Erste Untersuchungen zur Erforschung des Wesens der Hypnose. In: Rossi EL (Hrsg.) Gesammelte Schriften von Milton H. Erickson. Heidelberg: Carl Auer, S. 20-38 [1964].

Erickson MH (1997) Das Problem der Amnesie in Wach- und Trancezuständen. In: Rossi EL (Hrsg.) Gesammelte Schriften von Milton H. Erickson. Heidelberg: Carl Auer, S. 79-94 [1965].

Erickson MH (1998) Die Einstreu-Technik der Hypnose zur Symptomkorrektur und Schmerzkontrolle. In: Rossi EL (Hrsg.) Gesammelte Schriften von Milton H. Erickson. Heidelberg: Carl Auer, S. 342-363 [1966].

Erickson MH, Rossi EL (1997) Varianten hypnotischer Amnesie. In: Rossi EL (Hrsg.) Gesammelte Schriften von Milton H. Erickson. Heidelberg: Carl Auer, S. 95-119 [1974].

Erickson MH, Rossi EL (1989) The February man: Evolving consciousness and identity in hypnotherapy. New York: Brunner/Mazel.

Erickson MH, Rossi EL (1991) Der Februarmann. Persönlichkeits- und Identitätsentwicklung in Hypnose. Junfermann Verlag: Paderborn.

Erickson MH, Rossi EL, Rossi SL (1976) Hypnose. Induktion, psychotherapeutische Anwendung, Beipiele. München: J. Pfeiffer.

Farber BM (1995) Übertragung, Gegenübertragung und Gegenwiderstand bei der Behandlung von Opfern von Traumatisierungen. Hypnose und Kognition 11(2):68-83.

Faymonville M (2010) Hypnose in der Anästhesie. Hypnose-ZHH 5(1+2):111-120.

Ferenczi S (1970) Zähmung eines wilden Pferdes. In: Schriften zur Psychoanalyse. Frankfurt/Main: Fischer, S. 130-134 [1913].

Flammer E (2006) Die Wirksamkeit von Hypnotherapie bei Angststörungen. Hypnose-ZHH 1(1+2):173-198.

Flammer E (2011) Hypnotherapie – Stand der Forschung. In: Projektbericht. Milton Erickson Gesellschaft für klinische Hypnose (M.E.G.), S. 1-14.

Flammer E, Alladin A (2007) The efficacy of hypnotherapy in the treatment of psychosomatic disorders: A meta-analytic evidence. International Journal of Clinical and Experimental Hypnosis 55(3):251-274.

Flammer E, Bongartz W (2003) On the efficacy of hypnosis: A meta-analytic study. Contemporary Hypnosis 20(4):179-197.

Flammer E, Bongartz W (2006) Einfluss von Hypnose auf immunologische Prozesse. In: Revenstorf D (Hrsg.) Expertise zur Beurteilung der wissenschaftlichen Evidenz des Psychotherapieverfahrens Hypnotherapie. München: Hypnose-ZHH, 1, S. 43-48.

Forel A (1889) Der Hypnotismus. Seine Bedeutung und seine Handhabung. Stuttgart: Enke.

Frank JD (1981) Die Heiler. Wirkungsweisen psychotherapeutischer Beeinflussung. Stuttgart: Klett.

Frankel FH (1974) Trance capacity and the genesis of phobic behaviour. Archives of General Psychiatry 31:261-263.

Frederick C (2007) Ausgewählte Themen zur Ego State Therapie. Hypnose-ZHH 2(1+2):5-100.

Freud S (1890) Psychische Behandlung (Seelenbehandlung). In: Studienausgabe. Frankfurt: Fischer, S. 13-35.

Fricton JR, Roth P (1985) The effects of direct and indirect hypnotic suggestions for analgesia in high and low susceptible subjects. American Journal of Clinical Hypnosis 27(4):226-231.

Friederich M, Trippe RH, Özcan M, Weiß T, Hecht H, Miltner WHR (2002) Hypnotische Analgesie und Aufmerksamkeitsablenkungen: Identische oder unterschiedliche Mechanismen kortikaler Schmerzkontrolle? Hypnose und Kognition 19(1+2):63-78.

Fritzsche K (2013) Praxis der Ego-State-Therapie. Heidelberg: Carl-Auer.

Fromm E (1965) Hypnoanalysis: Theory and two case excerpts. Psychotherapy: Theory, Research and Practice 2:127-133.

Fromm E (1968) Transference and countertransference in hypnoanalysis. International Journal of Clinical and Experimental Hypnosis 16(2):77-84.

Fromm E (1969) The manifest and the latent content of two paintings by Hieronymus Bosch: A psychoanalytic contribution to the study of creativity. American Imago 26:145-166.

Fürstenau P (2001) Psychoanalytisch verstehen. Systemisch denken. Suggestiv intervenieren. Stuttgart: Pfeiffer, Klett-Cotta.

Gandhi B, Oakley DA (2005) Does »hypnosis« by any other name smell as sweet? The efficacy of »hypnotic« inductions depends on the label »hypnosis«. Conscious and Cognition 14:304-315.

Gebhardt M (2009) Die Angst vor dem kindlichen Tyrannen. Eine Geschichte der Erziehung im 20. Jahrhundert. München: DVA.

Geiger E, Peter B, Prade T, Piesbergen C (2016) Intelligenz und hypnotische Suggestibilität: Gibt es einen Zusammenhang. Hypnose-ZHH 11(1+2):191-209.

Gerl W, Riegel B, Schweizer C, Freund U (2015) Rauchen. In: Revenstorf D, Peter B (eds) Hypnose in Psychotherapie, Psychosomatik und Medizin. Ein Manual für die Praxis. Heidelberg: Springer, S. 345-359.

Gheorghiu VA, Netter P, Eysenck HJ, Rosenthal R (1989) Suggestion and suggestibility: Theory and research. In: Berlin: Springer.

Gilbert P (2013) Compassion Focussed Therapy. Paderborn: Junfermann.

Gorassini DR, Spanos NP (1986) A cognitive skills approach to the successful modification of hypnotic susceptibility. Journal of Personality and Social Psychology 50:1004-1012.

Grawe K, Hellfritsch L, Höfling S, Kommer D, Michelmann A, Schiepek G (2001) Diskussion: Zur Zukunft der Psychotherapie. Hypnose und Kognition 18(1+2):131-151.

Gruzelier J (2006) Frontal functions, connectivity and neural efficiency underpinning hypnosis and hypnotic susceptibility. Contemporary Hypnosis 23(1):15-32.

Gruzelier JH (1998) A working model of the neurophysiology of hypnosis: a review of evidence. Contemporary Hypnosis 15:3-21.

Gruzelier JH (2004) Neurophysiologische Erörterung der ungünstigen Aspekte der Hypnose unter besonderer Berücksichtigung der Bühnenhypnose. Hypnose und Kognition 21(1-2):225–259.

Gruzelier JH, Levy J, Williams JD, Henderson D (2001) Effect of self hypnosis with specific versus nonspecific imagery: Immune function, mood, health and exam stress. Contemporary Hypnosis 18:97-110.

Gruzelier JH, Warren K (1993) Neuropsychological evidence of reductions on the left frontal tests with hypnosis. Psychological Medicine 23(1):93–101.

Haggard P, Cartledge P, Dafydd M, Oakley DA (2004) Anomalous control: When »free-will« is not consious. Conscious and Cognition 13:646-654.

Hagl M (2013) Zur Wirksamkeit von Hypnose und Hypnotherapie. Ein Forschungsbericht für die Jahre 2010 bis 2012. Hypnose-ZHH 8(1+2):145-181.

Hagl M (2014) Studien zur Wirksamkeit von klinischer Hypnose und Hypnotherapie im Jahre 2013. Hypnose-ZHH 9(1+2):147-167.

Hagl M (2015) Studien zur Wirksamkeit von klinischer Hypnose und Hypnotherapie im Jahre 2014. Hypnose-ZHH 10(1+2):113-125.

Hagl M (2016) Studien zur Wirksamkeit von klinischer Hypnose und Hypnotherapie im Jahre 2015. Hypnose-ZHH 11(1+2):177-190.

Haley J (1978) Die Psychotherapie Milton H. Ericksons. München: Pfeiffer.

Halligan PW, Athwal BS, Oakley DA, Frackowiak RJS (2000) Imaging hypnotic paralysis: Implications for conversion hysteria. Lancet 355:986–987.

Halligan PW, Oakley DA (2013) Hypnosis and cognitive neuroscience: Bridging the gap. Cortex:49 (42) (pp 359-364), 2013.

Halsband U, Hinterberger T (2010) Veränderung der Plastizität im Gehirn unter Hypnose. Hypnose-ZHH 5(1+2):33-50.

Hansen E (2010) Hypnotische Kommunikation – Eine Bereicherung im Umgang mit Patienten. Hypnose-ZHH 5(1+2):51-67.

Hansen E, Ebell H (2010) Medizin und Hypnose. In: Hypnose-ZHH. München: MEG-Stiftung.

Häuser W (2015) Reizdarmsyndrom. In: Revenstorf D, Peter B (Hrsg.) Hypnose in Psychotherapie, Psychosomatik und Medizin. Ein Manual für die Praxis. Heidelberg: Springer, S. 551-560.

Heidenhain R (1880) Der sogenannte thierische Magnetismus. Physiologische Beobachtungen. Leipzig: Breitkopf und Härtel.

Heydenreuter R (2000) Die Anfänge der Psychotherapie in Deutschland: Die kurbayerische Akademie der Wissenschaften und Mesmer im Jahre 1775. Hypnose und Kognition 17(1+2):35-46.

Hilgard ER (1965) Hypnotic susceptibility. New York: Harcourt, Brace & World.

Hilgard ER (1989) Eine Neo-Dissoziationstheorie des geteilten Bewußtseins. Hypnose und Kognition 6(2):3-20.

Hilgard ER, Tart CT (1966) Responsiveness to suggestions following waking and imagination instructions and following induction of hypnosis. Journal of Abnormal Psychology 71(3):196-208.

Hilgard JR (1979) Personality and hypnosis: A study of imaginative involvement. Chicago: Univ. of Chicago Press.

Hilse B (2015) Zwänge. In: Revenstorf D, Peter B (Hrsg.) Hypnose in Psychotherapie, Psychosomatik und Medizin. Ein Manual für die Praxis. Heidelberg: Springer, S. 451-465.

Hofbauer RK, Rainville P, Duncan GH, Bushnell MC (2001) Cortical representation of the sensory dimension of pain. Journal of Neurophysiology 86 (1):402-411 URLJ: http://www the-aps org/publications/journals/pub_jn_-home htm.

Hofmann A (1999) EMDR in der Therapie psychotraumatischer Belastungssyndrome. Stuttgart: Thieme.

Holmes EA, Arntz A, Smucker MR (2007) Imagery rescripting in cognitive behaviour therapy: Images, treatment techniques and outcomes. Journal of Behavior Therapy and Experimental Psychiatry 38(4):297-305.

Hoppe F (1985) Direkte und indirekte Suggestionen in der hypnotischen Beeinflussung chronischer Schmerzen: Empirische Untersuchungen. In: Peter B (Hrsg.) Hypnose und Hypnotherapie nach Milton H. Erickson. München: Pfeiffer, S. 58-75.

Huber M (1995) Multiple Persönlichkeitsstörung in Deutschland. Hypnose und Kognition 11(2):2-12.

Hufeland DF (1811) Über Sympathie. Weimar: Landes-Industrie-Comptoirs.
Hull CL (1933) Hypnosis and suggestibility: An experimental approach. New York: D. Appleton-Century Company.
Husmann B (2015) Licht und Schatten im Wirken von Johannes Heinrich Schultz. Übersicht und Gesamtbibliografie. Ein Beitrag zur Geschichte der Psychotherapie im deutschsprachigen Raum. Entspannungsverfahren 32:8-99.
Husmann B (2016) »Die ersten und die letzten Tage...« Licht- und Schattenseiten der beruflichen Vita von Johannes Heinrich Schultz vor und nach 1945. Hypnose-ZHH 11(1+2):26-70.
Jacob G, Arntz A (2014) Schematherapie. Göttingen: Hogrefe.
Jamieson G, Gruzelier JH (2001) Hypnotic susceptibility is positively related to a subset of schizotypy items. Contemporary Hypnosis 18(1):32-37.
Janet P (1889) L'Automatisme psychologique. Essai de psychologie expérimental sur les formes inférieures de l'activité humaine. Paris: Alcan.
Janet P (1991) Der somnambule Einfluß und das Bedürfnis nach Lenkung. Hypnose und Kognition 8(1):64-65 [1896].
Janet P (1919/1976) Psychological healing: A historical and clinical study. New York: MacMillan.
Jensen MP (2012) Hypnose bei chronischem Schmerz. Ein Behandlungsmanual. Heidelberg: Carl Auer.
Kallio S, Revonsuo A (2003) Hypnotic phenomena and altered states of consciousness: A multilevel framework of description and explanation. Contemporary Hypnosis 20:111-164.
Kauders AD (2016) Hypnose im Nationalsozialismus. In: Hypnose-ZHH, Vol. 11. München: MEG-Stiftung.de.
Kauders AD (2017) The social before sociocognitive theory: explaining hypnotic suggestion in German-speaking europe, 1900–1960. American Journal of Clinical Hypnosis 49(4):422-439.
Kekecs Zn, Nagy Ts, Varga K (2014) The effectiveness of suggestive techniques in reducing postoperative side effects: A meta-analysis of randomized controlled trials. Anesthesia & Analgesia 119(6):1407-1419.
Kerner J (1817) Über das Wurstgift. Tübinger Blätter für Naturwissenschaften und Arzneykunde 3:1-25.
Kerner J (1834) Geschichte des Mädchens von Orlach. Nachdruck 1930, Loch: Renatus Verlag.
Kieser DG (1817a) Rhapsodieen aus dem Gebiete des thierischen Magnetismus: 1. Wie fördern wir den thierischen Magnetismus, und was ist für denselben einstweilen zu thun. Archiv für den Thierischen Magnetismus 2(2):63-124.
Kieser DG (1817b) Rhapsodieen aus dem Gebiete des thierischen Magnetismus: 2. Mysticismus. Archiv für den Thierischen Magnetismus 2(2):124-147.
Kirsch I (1985) Response expectancy as a determinant of experience and behavior. American Psychologist 40:1189-1202.

Kirsch I (1996) Hypnotic enhancement of cognitive-behavioral weight loss treatments – Another meta-reanalysis. Journal of Consulting and Clinical Psychology 64(3):517-519.

Kirsch I (2011a) The altered state issue: Dead or alive? International Journal of Clinical and Experimental Hypnosis 59(3):350-362.

Kirsch I (2011b) Suggestibility and suggestive modulation of the Stroop effect. Consciousness and Cognition 20(2):335-336.

Kirsch I, Cardeña E, Derbyshire SW, Dienes Z, Heap M, Kallio S, Mazzoni G, Naish PL, Oakley DA, Potter C, Walters V, Whalley M (2011) Definitionen von Hypnose und Hypnotisierbarkeit und deren Bezug zur Suggestion und Suggestibilität. Ein Konsensus Statement. Hypnose-ZHH 6(1+2):11-21.

Kirsch I, Montgomery G, Sapirstein G (1995) Hypnosis as an adjunct to cognitive-behavioral psychotherapy: A meta-analysis. Journal of Consulting and Clinical Psychology 63(2):214-220.

Kluft RP (1995) Zur Anwendung hypnotischer Interventionen bei der Behandlung von Dissoziativen Identitätsstörungen. Hypnose und Kognition 11(2):13-33.

Klumbies G (1952) Ablationshypnose. Zeitschrift für Psychotherapie und medizinische Psychologie 2:221-229.

Kossak H-C (1990) Verhaltenstherapeutische Selbstkontrollmethoden unter Hypnose. Verhaltenstherapie und Psychosoziale Praxis (2/90):199-224.

Kossak H-C (1997) Lehrbuch Hypnose. Weinheim: Psychologie Verlags Union.

Kosslyn SM, Thompson WL, Constantini-Ferrando MF, Alpert NM, Spiegel D (2000) Hypnotic visual illusion alters color processing in the brain. American Journal of Psychiatry 157(8):1270-1284.

Kraiker C (1985) Kognitive Modelle hypnotischer Phänomene. In: Peter B (Hrsg.) Hypnose und Hypnotherapie nach Milton H. Erickson: Grundlagen und Anwendungsfelder. München: Pfeiffer, S. 20-30.

Kraiker C (1991) Hypnose und Verhaltenstherapie: Was kann die Verhaltenstherapie von der Hypnose lernen? In: Peter B, Kraiker C, Revenstorf D (Hrsg.) Hypnose und Verhaltenstherapie. Bern: Huber, S. 188-212.

Krause C, Riegel B (2015) Hypnotisierbarkeit, Suggestibilität und Trancetiefe. In: Revenstorf D, Peter B (Hrsg.) Hypnose in Psychotherapie, Psychosomatik und Medizin. Ein Manual für die Praxis. Heidelberg: Springer, S. 113-123.

Kretschmer E (1959) Gestufte Aktivhypnose: Zweigleisige Standardmethode. In: Frankl VE, Freiherr von Gebsattel VE, Schultz JH (Hrsg) Handbuch der Neurosenlehre und Psychotherapie. München, Berlin: Urban und Schwarzenberg, S. 130-141.

Krutiak H (2015) Immunerkrankungen. In: Revenstorf D, Peter B (Hrsg.) Hypnose in Psychotherapie, Psychosomatik und Medizin. Ein Manual für die Praxis. Heidelberg: Springer, S. 687-696.

Krystek S, Kumar VK (2016) A comparison of hypnotic induction, task motivation, and a »cold start« control group on hypnotizability. American Journal of Clinical Hypnosis 59(2):2014-2230.

Kuhl J, Kazén M (2009) Persönlichkeits-Stil- und Störungs-Inventar (PSSI). Manual. Göttingen: Hogrefe.

Kurtz G (1997) Metapher, Allegorie, Symbol. Göttingen: Vandenhoeck & Ruprecht.

Langen D (1972) Kompendium der medizinischen Hypnose, Einführung in die ärztliche Praxis. Basel: S. Karger.

Laurence JR, Perry C (1988) Hypnosis, will, and memory: A psycho-legal history. New York: The Guilford Press.

Lazarus AA (1973) »Hypnosis« as a facilitator in behavior therapy. International Journal of Clinical and Experimental Hypnosis 21(1):25-31.

Lazarus AA (1978) Multimodale Verhaltenstherapie. Frankfurt am Main: Verlagsbuchhandlung für Psychologie.

Lazarus AA (1979) Innenbilder. München: Pfeiffer.

LeCron LM (1963) The uncovering of early memories by ideomotor responses to questioning. International Journal of Clinical And Experimental Hypnosis 11(3):137-142.

Leuner H (1985) Lehrbuch des Katathymen Bilderlebens. Bern: Huber.

Lifschitz S (1930) Hypnoanalyse. In: Moll A (Hrsg.) Abhandlungen aus dem Gebiete der Psychotherapie und medizinischen Psychologie. Stuttgart: Enke.

Loftus EF (1997) Creating false memories. Seattle, WA: University of Washington.

Ludwig VU, Stelzel C, Krutiak H, Paschke LM, Magrabi A, Steimke R, Kathmann N, Walter H (2014) Die Effekte von posthypnotischen Suggestionen und Autosuggestionen auf die Bewertung ungesunder Lebensmittel. Eine Untersuchung mittels funktioneller Magnetresonanztomographie. Hypnose-ZHH 9(1+2):117-146.

Lynn SJ, Kirsch I, Hallquist M (2008) Social cognitive theories of hypnosis. In: Nash MR, Barnier AJ (eds) The Oxford handbook of hypnosis. Oxford: Oxford University Press, S. 111–140.

Lynn SJ, Laurence J-R, Kirsch I (2015) Hypnose, Suggestion und Suggestibilität: Ein integratives Modell. Hypnose-ZHH 10(1+2).

Lynn SJ, Laurence J-R, Kirsch I (2015) Hypnose, Suggestion und Suggestibilität: Ein integratives Modell. Hypnose-ZHH 10(1+2):45-62.

Lynn SJ, Neufeld V, Mare C (1993) Direct versus indirect suggestions: A conceptual and methodological review. International Journal of Clinical and Experimental Hypnosis 41(2):124-152.

Lynn SJ, Weekes JR, Neufeld V, Zivney O, Brentar J, Weiss F (1991) Interpersonal climate and hypnotizability level: Effects on hypnotic performance, rapport, and archaic involvement. Journal of Personality and Social Psychology 60(5):739-743.

Maercker A (1997) Therapie der posttraumatischen Belastungsstörung. In: Berlin: Springer.

Maercker A (2011) Diskussionsforum: 1. Stabilisierung in der Traumatherapie – ein Schulenstreit? ZPPM Zeitschrift für Psychotraumatologie, Psychotherapiewissenschaft, Psychologische Medizin 9(3):83-86.

Manfield P (1998) Extending EMDR. A casebook of innovative applications. In: New York: Norton.

Mayer L (1936/2015) Zur forensischen Bedeutung der Hypnose. (Veröffentlichung der Reichsstelle für den Unterrichtsfilm zu dem Hochschulfilm Nr. C 101). Hypnose-ZHH 10(1+2):27-44.

Mayer L (1936/2016) Zur Phänomenologie des Hypnotismus (Veröffentlichung der Reichsstelle für den Unterrichtsfilm zu dem Hochschulfilm Nr. C 100). Hypnose-ZHH 11(1+2):135-156.

Mayer L (1937) Das Verbrechen in Hypnose und seine Aufklärungsmethoden. München: J.F. Lehmanns.

Mazzoni G, Venneri A, McGeown WJ, Kirsch I (2013) Neuroimaging resolution of the altered state hypothesis. Cortex 49:400-410.

McConkey KM, Sheehan PW (1980) Subjective effects of contrasting interpersonal orientations in hypnotic testing. Australian Journal of Clinical and Experimental Hypnosis 8(1):21-30.

McGeown WJ, Mazzoni G, Venneri A, Kirsch I (2009) Hypnotic induction decreases anterior default mode activity. Consciousness and Cognition 18:848-855.

McGeown WJ, Venneri A, Kirsch I, Nocetti L, Roberts K, Foan L, Mazzoni G (2012) Suggested visual hallucination without hypnosis enhances activity in visual areas of the brain. Consciousness and Cognition 21:100-116.

Meiss O (2015a) Depressionen. In: Revenstorf D, Peter B (Hrsg.) Hypnose in Psychotherapie, Psychosomatik und Medizin. Ein Manual für die Praxis. Heidelberg: Springer, S. 497-514.

Meiss O (2015b) Kontext und Wirkung von Suggestionen. In: Revenstorf D, Peter B (Hrsg.) Hypnose in Psychotherapie, Psychosomatik und Medizin. Ein Manual für die Praxis. Heidelberg: Springer, S. 101-111.

Meiss O (2015c) Psychosomatische Störungen. In: Revenstorf D, Peter B (Hrsg.) Hypnose in Psychotherapie, Psychosomatik und Medizin. Ein Manual für die Praxis. Heidelberg: Springer, S. 541-550.

Mende M (2009) Die Utilisierung von Übertragung und Gegenübertragung in der lösungsorientierten Hypnotherapie. Hypnose-ZHH 4(1+2):127-152.

Mendelsohn A, et al. (2008) Mesmerizing memories: brain substrates of episodic memory suppression in posthypnotic amnesia. Neuron 57:159-170.

Milgram S (1965) Some conditions of obedience and disobedience to authority. Human Relations 18:57-76.

Milling LS (2014) Hypnosis in the treatment of headache pain: A methodological review. Psychology of Consciousness: Theory, Research, and Practice 1:431-444.

Montgomery GH, DuHamel KN, Redd WH (2000) A meta-analysis of hypnotically induced analgesia: How effective is hypnosis? International Journal of Clinical and Experimental Hypnosis 48(2):138-153.

Morgan AH (1973) The heritability of hypnotic susceptibility in twins. Journal of Abnormal Psychology 82:55-61.

Morgan AH, Johnson DL, Hilgard ER (1974) The stability of hypnotic susceptibility: A longitudinal study. International Journal of Clinical and Experimental Hypnosis 22(3):249-257.

Nasse F (1817) Ueber das Begründende des sogenannten thierisch-magnetischen Einflusses. Archiv für den Thierischen Magnetismus 1(3):3-21.

Netter P (2011) Placebo als Sonderfall der Suggestion. Hypnose-ZHH 6(1 +2):23-37.

Nijenhuis ERS (2017) The Trinity of Trauma: Ignorance, Fragility, and Control. Enactive Trauma Therapy. Göttingen: Vandenhoeck & Ruprecht.

Nordenstrom BK, Council JR, Meier BP (2002) The »big five« and hypnotic suggestibility. International Journal of Clinical and Experimental Hypnosis 50(3):276-281.

Orne MT (1983) Kann man mit Hypnose jemanden dazu zwingen, etwas zu tun, was er sonst nicht tun würde? Experimentelle und klinische Hypnose 1 (1):19-33.

Otti A, Gündel H, Wohlschläger A, Zimmer C, Sorg C, Noll-Hussong M (2012) »Default-mode«-Netzwerk des Gehirns. Neurobiologie und klinische Bedeutung. Nervenarzt 83:16-24.

Pawlow IP (1923) Inhibition, hypnosis and sleep. British Medical Journal 2:256-257.

Pekala RJ, Kumar VK (2000) Operationalizing »trance« I: Rationale and research using a psychophenomenological approach. American Journal of Clinical Hypnosis 43(2):107-135.

Perren-Klingler G (2015) Posttraumatische Belastungsstörung. In: Revenstorf D, Peter B (Hrsg.) Hypnose in Psychotherapie, Psychosomatik und Medizin. Ein Manual für die Praxis. Heidelberg: Springer, S. 475-483.

Peter B (1983) Klinische Hypnose. In: Kraiker C, Peter B (Hrsg.) Psychotherapieführer. München: Beck, S. 191-216.

Peter B (1986) Hypnotherapeutische Schmerzkontrolle: Ein Überblick. Hypnose und Kognition 3(1):27-41.

Peter B (1990) Hypnotische Phänomene. In: Revenstorf D (Hrsg.) Klinische Hypnose. Berlin: Springer, S. 24-64.

Peter B (1992) Hypnoanalyse: Der Beitrag von Erika Fromm. Hypnose und Kognition 9(1+2):58-84.

# Literatur

Peter B (1994) Zur Relevanz hypnotischer Trance und hypnotischer Phänomene in Psychotherapie und Psychosomatik. Verhaltenstherapie 4(4):276-284.

Peter B (1995) Magnetismus und Immoralität, oder das schnelle Ende des Magnetismus in Berlin um 1819/20. Psychotherapie, Psychosomatik, Medizinische Psychologie 45(8):266-276.

Peter B (1996) Normale Instruktion oder hypnotische Suggestion: Was macht den Unterschied. Hypnose und Kognition 13(1+2):147-163.

Peter B (1998) Möglichkeiten und Grenzen der Hypnose in der Schmerzbehandlung. Der Schmerz 12(3):179-186.

Peter B (2000a) Ericksonsche Hypnotherapie und die Neukonstruktion des »Therapeutischen Tertiums«. Psychotherapie 5(1):6-21.

Peter B (2000b) Hypnotische Selbstkontrolle: Die wirksame Therapie des Teufelsbanners Johann Joseph Gaßner um 1775. Hypnose und Kognition 17(1+2):19-34.

Peter B (2000c) Zu den Anfängen der Hypnose und Psychotherapie in München (1: Die Ludwig-Maximilians-Universität und ihr Student Franz Anton Mesmer. 2: Der Teufelsbanner Pater Johann Joseph Gaßner und die Münchner Universität. 3: Die Bayerische Akademie der Wissenschaften, Franz Anton Mesmer und der Streit um Pater Johann Joseph Gaßner). Hypnose und Kognition (Abstract-Band) 17(Supplement):40-42.

Peter B (2005) Gassner's exorcism – not Mesmer's magnetism – is the real predecessor of modern hypnosis. International Journal of Clinical and Experimental Hypnosis 53(1):1-12.

Peter B (2006a) Einführung in die Hypnotherapie. Heidelberg: Carl Auer.

Peter B (2006b) Hypnotherapie bei der Behandlung von posttraumatischer Belastungsstörung. In: Maercker A, Rosner R (Hrsg.) Psychotherapie der posttraumatischen Belastungsstörungen. Stuttgart: Thieme, S. 141-155.

Peter B (2007) Zur Geschichte dissoziativer Identitätsstörungen: Justinus Kerner und das Mädchen von Orlach. Hypnose-ZHH 2(1+2):117-132.

Peter B (2008) Wie Hypnose im Gehirn Wirklichkeit schafft: Zur Rolle der hypnotischen Trance in der Psychotherapie. Hypnose-ZHH 3(1+2):127-148.

Peter B (2009) Zur Ideengeschichte des Unbewussten in Hypnose und Psychoanalyse. Hypnose-ZHH 4(1+2):49-78.

Peter B (2010) Konstruktion von Symptomgestalt und Symptomträger. Zwei hypnotherapeutische Strategien bei chronischen Schmerzpatienten. Hypnose-ZHH 5(1+2):163-178.

Peter B (2015a) Altersregression. In: Revenstorf D, Peter B (Hrsg.) Hypnose in Psychotherapie, Psychosomatik und Medizin. Ein Manual für die Praxis. Heidelberg: Springer, S. 285-296.

Peter B (2015b) Chronische Schmerzen. In: Revenstorf D, Peter B (Hrsg.) Hypnose in Psychotherapie, Psychosomatik und Medizin. Ein Manual für die Praxis. Heidelberg: Springer, S. 593-605.

Peter B (2015c) Geschichte der Hypnose in Deutschland. In: Revenstorf D, Peter B (Hrsg.) Hypnose in Psychotherapie, Psychosomatik und Medizin. Manual für die Praxis. Heidelberg: Springer.

Peter B (2015d) Hypermnesie und Amnesie. In: Revenstorf D, Peter B (Hrsg.) Hypnose in Psychotherapie, Psychosomatik und Medizin. Ein Manual für die Praxis. Heidelberg: Springer, S. 273-283.

Peter B (2015e) Hypnose und die Konstruktion von Wirklichkeit. In: Revenstorf D, Peter B (Hrsg.) Hypnose in Psychotherapie, Psychosomatik und Medizin. Ein Manual für die Praxis. Heidelberg: Springer, S. 37-45.

Peter B (2015f) Hypnosis. In: Wright JD (Hrsg.) International Encyclopedia of the Social & Behavioral Sciences (Second Edition). Oxford: Elsevier, S. 458-464.

Peter B (2015g) The hypnosis-prone personality. In: American Psychological Association 2015 Convention. Toronto, Canada, August 6.-9. 2015.

Peter B (2015h) Hypnotische Phänomene und psychopathologische Symptome. In: Revenstorf D, Peter B (Hrsg.) Hypnose in Psychotherapie, Psychosomatik und Medizin. Ein Manual für die Praxis. Heidelberg: Springer, S. 47-55.

Peter B (2015i) Ideomotorische Hypnoserituale. In: Revenstorf D, Peter B (Hrsg.) Hypnose in Psychotherapie, Psychosomatik und Medizin. Ein Manual für die Praxis. Heidelberg: Springer, S. 175-185.

Peter B (2015j) Phantomgliedschmerzen. In: Revenstorf D, Peter B (Hrsg.) Hypnose in Psychotherapie, Psychosomatik und Medizin. Ein Manual für die Praxis. Heidelberg: Springer, S. 607-616.

Peter B (2015k) Therapeutisches Tertium und hypnotische Rituale. In: Revenstorf D, Peter B (Hrsg.) Hypnose in Psychotherapie, Psychosomatik und Medizin. Ein Manual für die Praxis. Heidelberg: Springer, S. 81-87.

Peter B (2016) Hatten die Nazis etwas gegen Hypnose. Hypnose-ZHH 11(1+2):99-135.

Peter B (2017) Hypnotherapie. In: Kröner-Herwig B, Frettlöh J, Klinger R, Nilges P (Hrsg.) Schmerzpsychotherapie. Heidelberg: Springer, S. 325-336.

Peter B, Böbel E, Hagl M, Richter M, Kazén M (2017b) Personality styles of German-speaking psychotherapists differ from a norm, and male psychotherapists differ from their female colleagues. Frontiers in Psychology 8:840.

Peter B, Hagl M, Bazijan A, Piesbergen C (2012a) Hypnotische Suggestibilität und Bindung. Hypnose-ZHH 7(1+2):61-80.

Peter B, Iost-Peter A (2014) Der »Fall Wolfart« oder Das Problem mit dem magnetischen Rapport. Zur Entwicklung der therapeutischen Beziehung in den Anfängen der Psychotherapie. Hypnose-ZHH 9:169-207.

Peter B, Kraiker C, Revenstorf D (1991) Hypnose und Verhaltenstherapie. In: Bern: Huber.

Peter B, Lenhard C (2016) Hat die Psychoanalyse die Hypnose verdrängt? Eine quantitative Untersuchung anhand der Publikationsraten 1884 bis 1969. Hypnose-ZHH 11(1+2):211-232.

Peter B, Piesbergen C, Lucic K, Staudacher M, Hagl M (2014a) Zur Rolle der taktilen Unterstützung bei der Armlevitation. Hypnose-ZHH 9(1-2):83-116.

Peter B, Prade T, Geiger E, Piesbergen C (2017a) Hypnotisierbarkeit, Persönlichkeits- und Bindungsstil bei 15- bis 19-jährigen Schülern. Eine exploratorische Untersuchung. Hypnose-ZHH 12(1+2):141-172.

Peter B, Schiebler P, Piesbergen C, Hagl M (2012b) Elektromyographische Untersuchungen zur hypnotischen Armlevitation. Unterschiede zwischen willkürlichem Armheben und unwillkürlicher Armlevitation. Hypnose-ZHH 7(1+2):99-124.

Peter B, Vogel S, Prade T, Geiger E, Mohl J, Piesbergen C (2014b) Hypnotizability, personality style and attachment. An exploratory study. Part 1: General results. American Jounal of Clinical Hypnosis 57(1):13-40.

Piccione C, Hilgard ER, Zimbardo PG (1989) On the degree of stability of measured hypnotizability over a 25-year period. Journal of Personality and Social Psychology 56(2):289-295.

Piesbergen C, Peter B (2005) Was messen Suggestibilitätsskalen? Eine Untersuchung zur Faktorenstruktur der Harvard Group Scale of Hypnotic Susceptibility, Form A (HGSHS:A). Hypnose-ZHH 0(1+2):139-159.

Polany M (1985) Implizites Wissen. Frankfurt: Suhrkamp.

Polster E (1987) Everybody's life is worth a novel. Highland, NY: The Gestalt Journal Press.

Porges SW (2010) Die Polyvagal-Theorie. Neurophysiologische Grundlagen der Therapie. Emotionen, Bindung, Kommunikation und ihre Entstehung. Paderborn: Junfermann.

Puységur AMJCd (1820) Du magnétisme animal, considéré dans ses rapports avec diverses branches de la physique général. Paris: J.G. Dentu [1797].

Pyka M, Burgmer M, Lenzen T, Pioch R, Dannlowski U, Pfleiderer B, Ewert AW, Heuft G, Arolt V, Konrads C (2011) Brain correlates of hypnotic paralysis – a resting state fMRI study. NeuroImage 56(4):2173-2182.

Raabe S, Ehring T, Marquenie L, Olff M, Kindt M (2015) Imagery Rescripting as stand-alone treatment for posttraumatic stress disorder related to childhood abuse. Journal of Behavior Therapy and Experimental Psychiatry 48:170-176.

Raichle ME, MacLeod AM, Snyder AZ, Powers WJ, Gusnard DA, Shulman GL (2001) A default mode of brain function. Proceedings of the National Academy of Sciences of the United States of America 98(2):676-682.

Rainville P, Duncan GH, Price DD, Carrier B, Bushnell MC (1997) Pain affect encoded in human anterior cingulate but not somatosensory cortex. Science 277:968-971.

Raz A, Fosella JA, McGuinness P, Zephrani ZR, Posner MI (2004) Neuronale Korrelate und genetische Zusammenhänge von Aufmerksamkeits- und hypnotischen Phänomenen. Hypnose und Kognition 21(1+2):79-92.

Reckwitz A (2006) Das hybride Subjekt. Eine Theorie der Subjektkulturen von der bürgerlichen Moderne zur Postmoderne. Weilerswist: Velbrück.

Reddemann L (2005) Psychodynamische Traumatherapie. PITT – Das Manual. Stuttgart: Pfeiffer bei Klett-Cotta.

Reddemann L (2007) Ego States und Traumatherapie. Hypnose-ZHH 2(1+2):101-116.

Reil JC (1807) Ueber die Eigenschaften des Ganglien-Systems und sein Verhältniss zum Cerebral-Systeme. Archiv für die Physiologie 7(2):189-254.

Revenstorf D (1991) Hypnose als kognitive Therapie. In: Peter B, Kraiker C, Revenstorf D (Hrsg.) Hypnose und Verhaltenstherapie. Bern: Huber.

Revenstorf D (1996) Hypnose und kognitive Verhaltenstherapie. Hypnose und Kognition 13(1+2):23-50.

Revenstorf D (2006) Expertise zur Beurteilung der wissenschaftlichen Evidenz des Psychotherapieverfahrens Hypnotherapie entsprechend den Kriterien des Wissenschaftlichen Beirats Psychotherapie. Hypnose-ZHH 1(1+2):7-164.

Revenstorf D (2009) Nutzung der Beziehung in der Hypnotherapie. In: Revenstorf D, Peter B (Hrsg.) Hypnose in Psychotherapie, Psychosomatik und Medizin. Ein Manual für die Praxis. Heidelberg: Springer, S. 50-68.

Revenstorf D (2012) Hypnose: Ein Ich-loser Zustand. In: Jahrestagung der Milton Erickson Gesellschaft für klinische Hypnose. Bad Kissingen.

Revenstorf D (2017) Hypnotherapie und Hypnose. Tübingen: Psychotherapie-Verlag.

Revenstorf D, Durian R (2015) Wirkung und Nutzung der Beziehung in der Hypnotherapie. In: Revenstorf D, Peter B (Hrsg.) Hypnose in Psychotherapie, Psychosomatik und Medizin. Ein Manual für die Praxis. Heidelberg: Springer, S. 57-80.

Revenstorf D, Freund U (2015) Indirekte Induktion und Kommunikation. In: Revenstorf D, Peter B (Hrsg.) Hypnose in Psychotherapie, Psychosomatik und Medizin. Ein Manual für die Praxis. Heidelberg: Springer, S. 197-208.

Revenstorf D, Freund U, Trenkle B (2015) Therapeutische Geschichten und Metaphern. In: Revenstorf D, Peter B (Hrsg.) Hypnose in Psychotherapie, Psychosomatik und Medizin. Ein Manual für die Praxis. Heidelberg: Springer, S. 229-252.

Revenstorf D, Peter B (Hrsg.) (2015a) Hypnose in Psychotherapie, Psychosomatik und Medizin. Ein Manual für die Praxis. Heidelberg: Springer.

Revenstorf D, Peter B (2015b) Kontraindikationen, Bühnenhypnose und Willenlosigkeit. In: Revenstorf D, Peter B (Hrsg.) Hypnose in Psychotherapie, Psychosomatik und Medizin. Ein Manual für die Praxis. Heidelberg: Springer, S. 128-146.

Robin BR, Kumar VK, Pekala RJ (2005) Direct and indirect scales of hypnotic susceptibility: resistance to therapy and psychometric comparability. International Journal of Clinical and Experimental Hypnosis 35(2):135-147.

Rossi EL (1995-98) Gesammelte Schriften von Milton H. Erickson. In: Heidelberg: Carl Auer.

Roth G (2001) Fühlen, Denken, Handeln. Wie das Gehirn unser Verhalten steuert. Frankfurt: Suhrkamp.

Sack M, Sachsse U (2013) Therapiemethoden und Behandlungstechniken. In: Sack M, Sachsse U, Schellong J (Hrsg.) Komplexe Traumafolgestörungen. Diagnostik und Behandlung von Folgen schwerer Gewalt und Vernachlässigung. Stuttgart: Schattauer, S. 247-297.

Satir V (1990) Kommunikation, Selbstwert, Kongruenz. Paderborn: Junfermann Verlag.

Schäfert R, Klose P, Moser G, Häuser W (2014) Efficacy, tolerability, and safety of hypnosis in adult irritable bowel syndrome: Systematic review and meta-analysis. Psychosomatic Medicine 76(5):389-398.

Scheibner HJ, Bogler C, Gleich T, Haynes J-D, Bermpohl F (2017) Internal and external attention and the default mode network. NeuroImage.

Schellinger U (2016) Öffentliche Hypnosevorführungen im Nationalsozialismus: Das Beispiel Baden. Hypnose-ZHH 11(1+2):71-97.

Schmidt G (2016) Einführung in die hypnosystemische Therapie und Beratung. Heidelberg: Carl-Auer.

Schmierer A (2010) Hypnose in der Zahnheilkunde: Geschichte, Organisation, Methoden, Praxis. Hypnose-ZHH 5(1+2):69-93.

Schmierer A (2015) Zahnärztliche Problempatienten. In: Revenstorf D, Peter B (Hrsg.) Hypnose in Psychotherapie, Psychosomatik und Medizin. Ein Manual für die Praxis. Heidelberg: Springer, S. 723-736.

Schmucker M, Köster R (2015) Praxishandbuch IRRT. Imagery Rescripting & Reprocessing Therapy bei Traumafolgestörungen, Angst, Depression und Trauer. Stuttgart: Klett-Cotta.

Scholz OB (2013) Hypnotherapie bei chronischen Schmerzerkrankungen. Bern: Huber.

Scholz OB (2015) Posthypnotische Aufgabe. In: Revenstorf D, Peter B (Hrsg.) Hypnose in Psychotherapie, Psychosomatik und Medizin. Ein Manual für die Praxis. Heidelberg: Springer, S. 217-226.

Scholz OB, Bleek B, Schlien A (2008) Suggestionen, die erst nach der Hypnose wirken sollen: Präsentation einer Posthypnose-Aufgabe – Vorläufiger Bericht. Hypnose-ZHH 3(1+2):117-126.

Schultz JH (1932) Das Autogene Training (Konzentrative Selbstentspannung). Versuch einer klinisch-praktischen Darstellung. Stuttgart: Thieme.

Schulze W, Revenstorf D (in Druck) Hypnotherapie in der Palliativmedizin. In: Berthold D, Gaspar M, Sibelius U (Hrsg.) Psychotherapeutische Perspektiven am Lebensende. Göttingen: Vandenhoeck und Ruprecht.

Schweizer C, Revenstorf D (2008) Raucher-Entwöhnung mit Hypnotherapie. Langzeit-Katamnese zur Wirksamkeit. Hypnose-ZHH 3(1+2):33-56.

Semmens-Wheeler R, Dienes Z, Duka T (2013) Alcohol increases hypnotic susceptibility. Consciousness and Cognition 22(3):1082-1091.

Shapiro F (1995) Eye movement desensitization and reprocessing. New York: Guilford.

Shor RE, Orne EC (1962) Harvard Group Scale of Hypnotic Susceptibility, Form A. Palo Alto, CA: Consulting Psychologists Press.

Spanos NP (1986) Hypnotic behavior: A social-psychological interpretation of amnesia, analgesia, and »trance logic«. Behavioral and Brain Sciences 9(3):489-497.

Spanos NP, Coe WC (1992) A social-psychological approach to hypnosis. In: Fromm E, Nash MR (Hrsg.) Contemporary hypnosis research. New York: Guilford, S. 102-130.

Spiegel D, Detrick D, Frischholz EJ (1982) Hypnotizability and psychopathology. American Journal of Psychiatry 145(3):301-305.

Spiegel D, Kosslyn SM (2004) Glauben ist Sehen: Die Neurophysiologie der Hypnose. Hypnose und Kognition 21(1+2):119–137.

Spiegel H (1972) An eye-roll test for hypnotizability. American Journal of Clinical Hypnosis 15:25-28.

Spinhoven P, Baak D, Van-Dyck R, Vermeulen P (1988) The effectiveness of an authoritative versus permissive style of hypnotic communication. International Journal of Clinical and Experimental Hypnosis 36(3):182-191.

Staudacher M, Hagl M, Piesbergen C, Peter B (2012) Sind Hypnotisierbarkeit und Bindung doch unkorreliert? Bericht über einen Replikationsversuch (Are hypnotizability and attachment correlated after all? Report on a replication). Hypnose-ZHH 7(1+2):81-98.

Straus E (1925) Wesen und Vorgang der Suggestion. Berlin: S. Karger.

Straus E (1927) Über Suggestion und Suggestibilität. Schweizer Archiv für Neurologie und Psychiatrie 20:23-43, 182-186.

Streeck U, Arnswald J (2015) Psychodynamische Psychotherapie. Tübingen: Psychotherapie-Verlag.

Szabó C (1996) Differences between direct and indirect hypnotic techniques. In: Peter B, Trenkle B, Kinzel FC, Duffner C, Iost-Peter A (Hrsg.) Munich lectures on hypnosis and psychotherapy. München: M.E.G.-Stiftung, S. 171-175.

Szechtman H, Woody E, Bowers KS, Nahmias C (1998) Where the imaginal appears real: a positron emission tomography study of auditory hallucinations. Proceedings of the National Academy of Science 95:1956-1960.

Tefikow S, Barth J, Maichrowitz S, Beelmann A, Strauss B, Rosendahl J (2013a) Efficacy of hypnosis in adults undergoing surgery or medical procedures: a meta-analysis of randomized controlled trials. Clinical Psychology Review 33(5):623-636.

Tefikow S, Rosendahl J, Strauß B (2013b) Psychologische Interventionen im Rahmen chirurgischer Eingriffe: eine narrative Übersicht über vorliegende

Meta-Analysen. Psychotherapie, Psychosomatik, Medizinische Psychologie 63(6):208-216.

Terhune DB, Cardeña E, Lindgren M (2010) Dissociative tendencies and individual differences in high hypnotic suggestibility. Cognitive Neuropsychiatry 16(2):113-135.

Terhune DB, Cleeremans A, Raz A, Lynn SJ (2017) Hypnosis and top-down regulation of consciousness. Neuroscience and Biobehavioral Reviews:in press.

Ullmann H (2009) Die Katathym Imaginative Psychotherapie (KIP) als psychodynamisch orientiertes Behandlungsverfahren mit hypnotherapeutischem Hintergrund. Hypnose-ZHH 4(1+2):215-236.

Ullmann H, Friedrichs-Dachale A, Bauer-Neustädter W, Linke-Stillger U (2017) Katathyme Imaginative Psychotherapie (KIP). Stuttgart: Kohlhammer.

Van der Hart O (2015) Dissoziative Identitätsstörung. In: Revenstorf D, Peter B (Hrsg.) Hypnose in Psychotherapie, Psychosomatik und Medizin. Ein Manual für die Praxis. Heidelberg: Springer, S. 485-495.

Van der Hart O, Nijenhuis E (1995) Amnesie für traumatische Erfahrungen. Hypnose und Kognition 12(2):84-101.

Van der Hart O, Steele K, Boon S, Brown P (1995) Die Behandlung traumatischer Erinnerungen: Synthese, Bewußtwerdung und Integration. Hypnose und Kognition 12(2):33-67.

Varga K, Bányai ÉI, Józsa E, Gösi-Greguss AC (2008) Interactional Phenomena of maternal and paternal hypnosis styles. Contemporary Hypnosis 25(1):14-28.

Varga K, Józsa E, Kekecs Z (2014) Comparative analysis of phenomenological patterns of hypnotists and subjects: An interactional perspective. Psychology of Consciousness: Theory, Research, and Practice 1(3):308-319.

Varga K, Kekecs Z (2015) Oxytocin und Cortisol in der hypnotischen Interaktion. Hypnose-ZHH 10(1+2):95-112.

von Delhaes A (2018) Requisiten der Hypnose. Hypnose-ZHH 13(1+2):in Vorbereitung.

von Förster H (1999) Sicht und Einsicht: Versuche zu einer operativen Erkenntnistheorie. Heidelberg: Carl Auer.

Vuilleumier P (2014) Brain circuits implicated in psychogenic paralysis in conversion disorders and hypnosis. Neurophysiologie Clinique/Clinical Neurophysiology 44(4):323-337.

Walter H (1992) Hypnose, Theorien, neurophysiologische Korrelate und praktische Hinweise zur Hypnosetherapie. Stuttgart: Georg Thieme.

Walter H (1994) It needs a forebrain to get hypnotized. Newsletter of the International Society of Hypnosis 16(2):22.

Walter H (2015) Psychosen. In: Revenstorf D, Peter B (Hrsg.) Hypnose in Psychotherapie, Psychosomatik und Medizin. Ein Manual für die Praxis. Heidelberg: Springer, S. 523-526.

Wampold BE (2001) The great psychotherapy debate. Models, methods, and findings. London: Erlbaum.

Watkins JG (1992) Psychoanalyse, Hypnoanalyse, Ego-State-Therapie: Auf der Suche nach einer effektiven Therapie. Hypnose und Kognition 9(1/2):85-97.

Watkins JG, Watkins HH (2012) Ego-States – Theorie und Therapie: Ein Handbuch. Heidelberg: Carl-Auer.

Weiss T, Miltner W (2010) Kortikale Mechanismen hypnotischer Analgesie. Hypnose-ZHH 5(1+2):9-31.

Weitzenhoffer AM (1974) When is an »instruction« an »instruction«? International Journal of Clinical and Experimental Hypnosis 22(3):258-269.

Weitzenhoffer AM (1980) Hypnotic susceptibility revisited. American Journal of Clinical Hypnosis 22(3):130-146.

Weitzenhoffer AM (1996) Hypnotism and the eternal return: The case of ideomotor signaling. In: Peter B, Trenkle B, Kinzel FC, Duffner C, Iost-Peter A (Hrsg.) Munich lectures on hypnosis and psychotherapy. München: http://¬ www.MEG-Stiftung.de, S. 87-102.

Weitzenhoffer AM, Sjoberg BM (1961) Suggestibility with and without »induction of hypnosis«. Journal of Nervous and Mental Disease 132:204-220.

Whalley B, Hyland ME, Kirsch I (2008) Consistency of the placebo effect. Journal of Psychosomatic Research 64:537-541.

Wilhelm-Gößling C, Schweizer C (2017) Das Hypnose-Depressionstherapie-Manual. Hypnotherapie im klinischen Kontext. Work in Progress. Hypnose-ZHH 11(1+2):7-28.

Wilson SC, Barber TX (1982) The fantasy-prone personality: Implications for understanding imagery, hypnosis, and parapsychological phenomena. In: Sheikh AA (Hrsg.) Imagery: Current theory, research, and application. New York: Wiley, S. 340-387.

Wolberg LR (1945) Hypnoanalysis. New York: Grune and Stratton.

Wolberg LR (1972) Hypnosis. Is it for you? New York: Harcourt Brace Jovanovich.

Wolf-Braun B (2000) »Was jeder Schäferknecht macht, ist eines Arztes unwürdig.« Zur Geschichte der Hypnose im wilhelminischen Kaiserreich und in der Weimarer Republik. Hypnose und Kognition 17(1+2):135-152.

Wolpe J (1972) Praxis der Verhaltenstherapie. Bern: Huber.

Wolpe J (1998) Hypnose und die Entwicklung der Verhaltenstherapie. Hypnose und Kognition 15(1+2):157-160.

Woody EZ, Sadler P (2008) Dissociation theories of hypnosis. In: Nash M, Barnier AJ (Hrsg.) The Oxford Handbook of Hypnosis. Theory, Research and Practice. Oxford: Oxford University Press, S. 81-110.

Yapko MD (1992) Depression und Hypnose. München: J. Pfeiffer.

Young JE (2012) Kognitive Therapie für Persönlichkeitsstörungen: Ein schemafokussierter Ansatz. Tübingen: dgvt.

Young JE, Klosko S, Weishaar ME (2008) Schematherapie. Ein praxisorientiertes Handbuch. Paderborn: Junfermann.

Zech N, Hansen E, Bernardy K, Häuser W (2016) Efficacy, acceptability and safety of guided imagery/hypnosis in fibromyalgia – A systematic review and meta-analysis of randomized controlled trials. European Journal of Pain.

Zeig JK (2017) The anatomy of experiential impact through Ericksonian Psychotherapy. Phoenix, AZ: The Milton H Erickson Foundation Press.

Zeig JK (1985) The clinical use of amnesia: Ericksonian methods. In: Zeig JK (Hrsg.) Ericksonian Psychotherapy, Vol I: Structures. New York: Brunner/Mazel, S. 317-337.

Zeig JK (1994) Direkte und indirekte Methoden: Die Priorität des indirekten Vorgehens. Hypnose und Kognition 11(1+2):20-33.

Zelinka V, Cojan Y, Desseilles M (2014) Hypnosis, attachment, and oxytocin: An integrative perspective. International Journal of Clinical and Experimental Hypnosis 62(1):29-49.

Zimbardo P (2008) Der Luzifer-Effekt: Die Macht der Umstände und die Psychologie des Bösen. Berlin: Spektrum.

Zindel JP (2009a) Hypnose – eine ganz besondere therapeutische Beziehung. Hypnose-ZHH 4(1+2):107-125.

Zindel JP (2009b) Überblick über die Hypnoanalyse. Hypnose-ZHH 4(1+2):177-188.

Zindel JP (2015a) Frühe und Borderline-Störungen. In: Revenstorf D, Peter B (Hrsg.) Hypnose in Psychotherapie, Psychosomatik und Medizin. Ein Manual für die Praxis. Heidelberg: Springer, S. 515-522.

Zindel JP (2015b) Hypnoanalyse. In: Revenstorf D, Peter B (Hrsg.) Hypnose in Psychotherapie, Psychosomatik und Medizin. Ein Manual für die Praxis. Heidelberg: Springer, S. 297-304.

# Stichwortverzeichnis

## A

Absorption 28, 54, 92, 111
Achtsamkeitsbasierte Meditation 25, 84
Active Alert Hypnose 27
Alexithymie 102
Allegiance 110
Alliance 110
Alltagsbewusstsein 30, 86, 127, 131
Alltagstrance 24, 28, 146
Altersregression 38 f., 77, 81, 84, 116, 125, 131, 139, 141 f., 146 f.
Amnesia-prone 63, 92
Amnesietechnik 81
Analgesie 75, 122
Animalischer Magnetismus 11 f., 14, 16, 149
Anteriorer cingulärer Cortex 50, 79
Anti-Symptomträger 127, 129
Armlevitation (s. Handlevitation) 27, 32 f., 36, 55, 68, 71–73, 75 f., 109
Augen-Roll-Zeichen 57
Autogenes Training 19, 25, 156
Autorschaft 29, 33 f., 150
Autosuggestionen 81

## B

Bewusstseinszustand
– hypnotischer 47

Big Five 54
Bindungshormon 60
Bindungsstil 56, 63 f.
Bühnenhypnose 19, 34, 50, 66, 111

## C

Catechol-O-Methyltransferase (COMT) 56
Compassion 12 f., 16
Compassion Focused Therapy 15, 21
Compliance 28, 33, 56, 58, 81, 86

## D

Default Mode Network 48, 78
Deutungshoheit 89, 104, 115
Dissoziation 24, 28, 46, 50, 64 f., 70, 72, 78, 92, 111, 118 f., 122, 130 f., 137
Dissoziationsfähigkeit 63
Dissoziationstheorie 46, 50, 62
Dopaminhypothese 56
Dorsolateraler präfrontaler Cortex 50 f.
Dyadische Harmonie 44

## E

Ebene
– metaphorische 131

- salutogene 119
- Symptom 119, 121
Echokammer 48 f., 52
EEG-Techniken 46
Ego-State-Therapie 21, 23
Einstreusuggestionen 135
EMDR 21, 24
Entspannungs-Hypnose 27
Evidenz 31, 62, 65–67, 74, 110, 153
Externalisierung 109, 126
Extrapunitiv 93, 95 f., 103

**F**

False memory 83
Fantasy-prone 61, 92
Fibromyalgiepatienten 79
fMRI 47, 83
Folgsamkeitsaspekt 58
Fremdsuggestionen 81
Fusiform 47

**G**

Ganzkörperparese 35
Gedächtnis
- explizites 37, 81
- implizites 37, 81
Gegenübertragung 39, 91, 97, 151
Geschwister-Hypnose 45

**H**

Handlevitation (s. Armlevitation) 35, 74, 89, 92, 108, 119, 140
Hochsuggestible 61
- amnesie-befangene 61
- dissoziative 61
Hypnoanalyse 25, 151
Hypnophile 56
Hypnose

- indirekte 28
- Induktion 28, 32, 97
- inter-individuell 42
- intra-individuell 45
- klassische 29
Hypnotische Analgesie 46
Hypnotische Lobotomisierung 50
Hypnotische Reinkarnation 39
Hypnotischer Schlaf 27
Hypnotisierbarkeit 17, 20, 27 f., 31–34, 36, 42, 47, 52–57, 60 f., 63 f., 79, 84
- Kontext 27
Hypnotisierbarkeitstests 55, 61
Hypofrontalität 50

**I**

Ich-Beteiligung 27 f., 69
Ich-frei 50, 84, 113
Ich-los 50, 73, 84, 113
Ich-Struktur 89, 104 f.
Identitätskonflikt 101 f.
Ideomotorik 55, 67
Idiomotorik 68
Imagery Rescripting 22, 77, 84, 147
Imagination 13 f., 27, 30 f., 34, 46, 57, 76
Imitation 13, 43
Imitationseffekt 43, 149
Indikation 17, 23, 32, 60, 89, 149
Induktionsritual 22, 42
Insignien 108, 110
Interaktionsmuster 43, 93
Intrapunitiv 93, 103

**K**

Katalepsie 30, 33, 35 f., 55, 73
Katathyme imaginative Psychotherapie 31
Katathymes Bilderleben 28
Klassische Konditionierung 36, 38

## R

Rapport 16, 28, 43 f., 58, 60, 91, 97, 109 f., 150
RCT-Studie 148
Reafferenzprinzip 72
Reframing 90
Reizmonotonie 18
Reparenting 21
Ritual 67 f., 73, 76, 108

## S

Satir-Typen 97
Schematherapie 15, 21, 84
Schizotypie 56
Sekundärer somatosensorischer Cortex 72, 79
Sense of agency 34
Sensorische Deprivation 67, 70, 146
Signalisieren
– ideomotorisches 68
– idiomotorisches 68
Sokratischer Dialog 16
Stellvertretertechniken 39, 147
Suggestibilität 17, 20, 31, 35, 40–42, 51–60, 92, 109, 111, 151
– State 58, 75 f.
– Trait 75 f.
Suggestiv-Hypnose 29
Symptomträger 127, 129

## T

Therapeutenvariablen 13

Therapeutisches Tertium 16, 35, 40
Topografie 118 f.
Transcraniale Magnetstimulation 51
Traumatherapie 22, 24, 76

## U

Übertragung 39, 91, 99, 150
Unbewusstes 16, 29, 33–37, 39 f., 44, 67–70, 74, 88 f., 110, 116, 131, 146
Unwillkürlichkeit 19, 31, 33, 62, 65–68, 70, 73, 87, 110
Utilisation 59, 70, 73, 90
Utilisations-Prinzip 88, 90

## V

Vasopressin 109
Vaterhypnose 43, 58
Verhaltenstherapie 15, 21, 25, 77 f., 108, 145, 147, 154 f.
Verursachergefühl 34, 70

## W

Wirksamkeitsstudien 89, 110

## Z

Zustand
– ergotroper 32
– trophotroper 32
Zustandstheorie 41, 47

Klischer Suggestionseffekt 34
Konnektivität 50, 72, 78, 84 f.
Kontraindikation 32, 148
Kontrolle
- durch das Unbewusste 66
- Fremd- 31, 34 f., 66 f., 70–72
- Selbst- 11, 34 f., 67
Kriterium der Evidenz 27, 72
Kriterium der Unwillkürlichkeit 27, 72

## L

Leading 92, 98, 140
Leitaffekte 102 f.
Lidschluss 33, 35, 68, 76
Lösungsvision 116, 119

## M

Magnetische Hände 109, 137, 139
Magnetischer Somnambulismus 12, 14
Mesmerismus 12, 17, 62
Metapher 16, 35–37, 40, 68, 86, 88, 105, 119 f., 131–133, 135, 137
Mittelsuggestible 53
Motorische Restriktion 67, 70, 146
Mutterhypnose 43, 59, 151

## N

Nachbeelterung 21, 105
Nationalsozialismus 18
Naturalistische Induktionen 28
Neurologischer Schlaf 67
Neurypnology 18, 67
Nicht-Zustandstheorie 41
Niedrigsuggestible 53

## O

Ödipaler Konflikt 102
Operante Konditionierung 38
Operationalisierte psychodynamische Diagnostik (OPD) 91
Organismische Umschaltung 32
Oxytocin 44, 60, 109

## P

Pacing 90, 92 f., 97 f., 110, 136, 140
Paralyse 71, 84 f.
Parese 36, 71, 84
Persönlichkeitsstil 56, 63, 91
Persönlichkeits-Stil- und Störungsinventar (PSSI) 54
Persönlichkeitsstörungen 40
Persönlichkeitsvariablen 54
PET-Scan 47
Phänomene
- hypnotische 66
- kognitive 66
- motorisch-kinästhetische 33, 35, 66
- sensorisch-affektive 66, 74, 77
Phantasiebegabte 63
Placebo-Suggestibilität 57
Polymorphismus 56
Polypsychismus 108
Posthypnotische Amnesie 81
Posthypnotische Suggestion 58, 80, 83, 85
Präcuneus 48, 84 f.
Progressive Relaxation (PMR) 25
Pseudomnesie 83
Psychodynamische Imaginative Traumatherapie 23

## Q

Quellenamnesie 81

# *Hypnose*

Zeitschrift für Hypnose und Hypnotherapie   *(Hypnose-ZHH)*

**Themen bisheriger Hefte**

- 2018 Trauma und Konflikte
- 2017 Hypnose und Depression (240 Seiten)
- 2016 Hypnose im Nationalsozialismus (272 Seiten)
- 2015 Zum Heidelberger Hypnoseprozess 1936 (184 Seiten)
- 2014 Festschrift für Dirk Revenstorf (272 Seiten)
- 2013 Frauen in der Hypnose (240 Seiten)
- 2012 Münchener Studien (224 Seiten)
- 2011 Festschrift für Vladimir Gheorghiu (240 Seiten)
- 2010 Medizin und Hypnose (303 Seiten)
- 2009 Hypnose und Psychodynamik (272 Seiten)
- 2008 Tübinger Studien (176 Seiten)
- 2007 Ego-State-Therapie (192 Seiten)
- 2006 Wissenschaftliche Anerkennung (216 Seiten)
- 2005 Schmerz und Hypnose (176 Seiten)

ISSN 1862-4731

Die Artikel der Hefte sind
nach jeweils einem Jahr frei zugänglich unter

## www.MEG-Stiftung.de

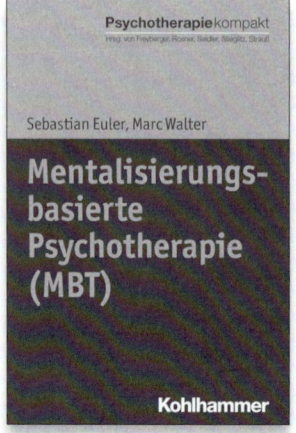

Sebastian Euler/Marc Walter

## Mentalisierungs-basierte Psychotherapie (MBT)

2018. 188 Seiten mit 6 Abb. und 4 Tab. Kart.
€ 29,–
ISBN 978-3-17-031651-5
Psychotherapie kompakt

Die MBT ist ein evidenzbasiertes, schulenübergreifendes Psychotherapieverfahren, das in ambulanter Einzel- und Gruppentherapie sowie stationärer und teilstationärer Psychotherapie Anwendung findet. Sie wurde für Borderline- und andere Persönlichkeitsstörungen entwickelt, eignet sich aber auch für die Behandlung von Patienten mit Depressionen, Essstörungen, psychosomatischen und psychotischen Erkrankungen. Das Buch vermittelt die theoretischen Grundlagen des Mentalisierens. Die diagnostischen und therapeutischen Elemente der MBT werden erläutert, bevor auf störungsspezifische Anwendungsbereiche und Wirksamkeitsnachweise eingegangen wird.

Leseproben und weitere Informationen unter www.kohlhammer.de

W. Kohlhammer GmbH
70549 Stuttgart

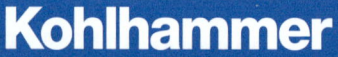